TRAUMA

RAFA GUERRERO

TRAUMA

NIÑOS TRAUMATIZADOS, ADULTOS CON PROBLEMAS

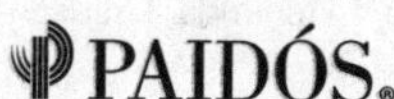

Obra editada en colaboración con Editorial Planeta - España

Bajo el sello editorial PAIDÓS M.R.
Avenida Presidente Masarik núm. 111,
Piso 2, Polanco V Sección, Miguel Hidalgo
C.P. 11560, Ciudad de México
www.planetadelibros.com.mx
www.paidos.com.mx

Primera edición impresa en España: mayo de 2024
ISBN: 978-84-480-4106-9

Primera edición impresa en México: agosto de 2024
ISBN: 978-607-569-770-3

Impreso en los talleres de Litográfica Ingramex, S.A. de C.V.
Centeno núm. 162-1, colonia Granjas Esmeralda, Ciudad de México
Impreso en México – *Printed in Mexico*

A mis pacientes, por haberme permitido contar un pedacito de sus invisibilizadas infancias traumáticas

A mi psicoterapeuta, Bea Cazurro, por cuidarme y ayudarme a conectar con mi niño interior

Índice

PRIMERA PARTE:

Aspectos introductorios

CAPÍTULO 1

Trauma: la epidemia invisible en la infancia

Estar traumatizado no es simplemente cuestión de permanecer atascado en el pasado, es también un problema de no estar totalmente vivo en el presente.

Bessel van der Kolk

Mi infancia traumática en los años ochenta

Puedo decir de forma orgullosa que mi infancia transcurrió en el Madrid de los años ochenta. Una época en la que dejábamos atrás una dictadura y donde comenzaba una nueva era: la democracia en España. A pesar de la ilusión y la libertad que gozaba mi país, no puedo decir que mi infancia fuera precisamente alegre. Mi padre ejercía de abogado en el centro de Madrid y trabajaba de sol a sol. Le veía, con suerte, a la hora de cenar. Mi madre ayudaba a mi padre como secretaria pasando todos sus escritos a máquina, a la vez que se encargaba de todas las tareas de casa. Mi madre era una persona que solía estar presente en casa con sus hijos, pero que se encontraba superada por la situación familiar que vivíamos. La relación de mis padres con mi abuela materna, con la que convivíamos en su casa, fue bastante conflictiva. Mi hermana, siete años mayor que yo, disfrutaba de la libertad y de sus amigos en el colegio Montessori al que asistíamos. En cambio, mi realidad fue bastante diferente. Me mostraba introvertido, callado, además de irritable y mal comedor. Académicamente hablando, era bastante ramplón. Suficiente tenía con la situación que vivía en casa como para dedicarme a los «lujos» de los estudios. En mi expediente académico se puede ver que la mayoría de mis notas se calificaban con un «Suficiente» o un «Bien» en el mejor de los casos. Muchos de mis familiares me etiquetaban como «raro». Lo he pensado en varias ocasiones y no me cabe la menor duda de que, si en vez de haber nacido en los años ochenta lo hubiera hecho ahora, me hubieran diagnosticado de Trastorno por Déficit de Atención con Hiperactividad (TDAH). Estoy convencido. La sintomatología de mi infancia traumática se puede confundir, y de hecho actualmente se confunde, con trastornos como el TDAH. En el ámbito escolar yo era un niño callado, que no participaba en clase, que le costaba relacionarse con el resto de los compañeros y que permanecía constantemente en su mundo. Estaba disociado, un concepto que veremos ampliamente en este libro, aunque en el colegio mis profesoras me etiquetaban de despistado y caótico. La disociación no es mala en sí, al contrario, fue una bendición, ya que en mi caso me permitió huir del dolor que supuso el abandono emocional que viví en casa. La disociación me salvó, pero mis profesores no supieron ver el trauma que había debajo de ese niño, supuestamente, despistado e inatento. Repito, hoy me hubieran diagnosticado de TDAH y, seguramente, me hubieran medicado para mejorar mi atención en el colegio. Mi realidad y mi infancia fueron traumáticas, con unos padres que nos dieron todo lo que tuvieron, pero que también estaban influidos por sus propios traumas infantiles. Y es que, si el adulto no ha solucionado los traumas de su infancia, está condenado a perpetuarlos a su descendencia como indica Bessel van der Kolk en la frase que abre este capítulo. El trauma, como veremos a lo largo de este libro, es transgeneracional, es decir, se transmite de generación en generación. Cuento de manera breve mi historia para poder ejemplificar la invisibilidad del trauma y cómo, frecuentemente, lo disfrazamos de otros trastornos psiquiátricos, negando una realidad de base que nadie quiere mirar de frente.

La normalización del trauma

Vivimos en una sociedad donde el maltrato, el chantaje y las relaciones de poder están normalizadas y son justificadas constantemente por los adultos. Por poner un ejemplo, la Organización Mundial de la Salud (OMS) expone que uno de cada cinco menores en el mundo sufre abuso sexual en la infancia. En la gran mayoría de los casos, el agresor es un familiar o alguien del círculo íntimo de la familia, concretamente en un 85 por ciento de los casos. Save The Children calcula que entre un 10 y un 20 por ciento de los niños y las niñas en España han sufrido abuso sexual infantil.

¿Sabías que... solo un 15 por ciento de los casos de abuso sexual en la infancia llegan a las autoridades competentes?

Somos una sociedad altamente traumatizada, aunque no seamos conscientes de ello. Como no queremos hacernos cargo de nuestros traumas, los perpetuamos de generación en generación. Maltratamos mucho y nos maltratan también. Es frecuente escuchar a adultos decir «a mí me pegaron cuando era pequeño y no salí tan mal», «ahora a cualquier cosa lo llaman maltrato» o «no pasa nada por dar un cachete a un niño de vez en cuando». Todas estas ideas, expresadas muy habitualmente por adultos, manifiestan lo traumatizados que estamos y, lo peor de todo, sin ser conscientes de que lo estamos. A los profesionales de la salud (psicólogos, psiquiatras, neurólogos, pediatras, etc.) que trabajamos evaluando los traumas infantiles para comprender el momento presente, se nos tacha de ver trauma en todas partes; lo cierto es que hay mucho más trauma y sufrimiento del que creemos. Normalizamos el abuso, las reprimendas, los castigos, los chantajes y hasta el castigo físico para poder justificarnos ante el «mal comportamiento» o la desobediencia de nuestros hijos.

Uno de los objetivos de este libro es visibilizar el trauma y ser conscientes de las repercusiones que tiene tanto en la infancia como en la etapa adulta. Sabemos que los efectos del trauma infantil sin sanar pueden llegar a ser devastadores tanto en la persona que lo sufrió como en las personas que le rodean. Provocan dolor, sufrimiento, huida del trauma y, en ocasiones, nos empujan a desarrollar trastornos mentales como las adicciones y los trastornos de la conducta alimentaria. Estamos muy sensibilizados y se dedica mucho tiempo y dinero a investigar sobre determinadas enfermedades físicas, pero ignoramos e invisibilizamos el trauma. De hecho, los expertos mundiales afirman que el trauma es la epidemia invisible en la infancia y en la adolescencia. Ningún adulto de mi entorno pensó, ni siquiera un solo segundo, que lo que a mí me pasaba es que estaba traumatizado. Simplemente, me pusieron las etiquetas de «despistado» y «raro». Un ejemplo más, de los muchos que hay, sobre la invisibilidad del trauma.

Cuando hablamos de trauma, es imposible no hablar también de apego. Son dos conceptos estrechamente relacionados como veremos en los siguientes capítulos. Un estilo de apego seguro será un gran amortiguador del trauma, aunque no garantiza que no puedas traumatizarte en un futuro. Todos los acontecimientos traumáticos son estresantes, pero no todos los sucesos estresantes se convertirán en traumáticos. Parece un trabalenguas, pero es así.

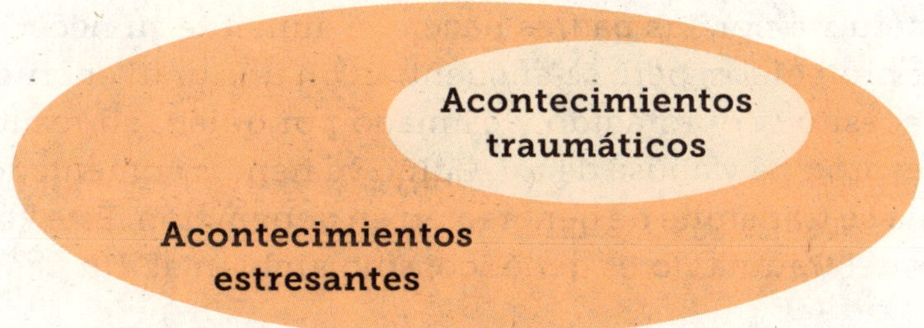

Honrarás a tu madre y a tu padre

No es tarea sencilla criticar o reprochar algo a nuestros padres. Incluso aquellos menores que han tenido infancias donde el abuso o el maltrato fueron lo habitual tienen grandes dificultades para señalar a sus progenitores. Alice Miller, psicoterapeuta nacida en Polonia y a quien mencionaré en varias ocasiones a lo largo de este libro, solía hablar de la importancia del cuarto mandamiento: «honrarás a tu madre y a tu padre». Y lo cierto es que en todo momento les estamos justificando, repito, aunque hablemos de un niño que ha vivido una infancia cargada de miedo, rabia y vacío. Este menor no tiene otra opción que reprimir sus emociones y hacerlas inconscientes para poder sobrevivir en un ambiente hostil. Aunque el niño no esté siendo bien tratado y todo el daño que recibe se convierta posiblemente en un trauma, tiene un gran miedo a hablar de todo esto con otros adultos, pues cree que el culpable es él y que será castigado por señalar a su madre, a su padre o a su profesora. La solución consiste en no pensar en ello, en no conectar con su dolor y en hacer «como si» no estuviera siendo maltratado o abusado. Por este motivo, es fundamental que el niño tenga la certeza de que le vamos a creer, apoyar y proteger ante la difícil situación que está viviendo.

Lo cierto es que la evolución ha «programado» a los niños para que sean fieles a sus padres y teman decepcionarlos, motivos por los que el cuarto mandamiento del que habla Alice Miller está muy presente en su desarrollo y le hace un flaco favor a la expresión del sufrimiento y el trauma. La desprotección que sienten al no ser atendidos de manera suficiente y respetuosa por sus padres hace que aumente su necesidad de ser protegidos, pero se encuentran en una gran encrucijada: necesito ser protegido y calmado por quien, en realidad, me desprotege y abusa de mí. Como ya hemos comentado, el trauma se transmite de generación en generación. Este «traspaso» del trauma no es genético, sino ambiental. Un padre o una madre que tenga sus heridas de infancia muy presentes, como ocurrió en mi familia de origen, será difícil que pueda conectar con lo que necesita su hijo, que pueda regularle emocionalmente y atenderle de manera respetuosa. A esto se le conoce como la «transgeneracionalidad del trauma». De ahí que sea tan necesario que los adultos nos hagamos cargo de nuestros traumas y heridas emocionales no resueltas en nuestra infancia y adolescencia para encarar la maternidad o la paternidad de manera sana, respetuosa y segura.

¿Sabías que... las emociones que sentimos los padres dependen más de nuestras propias historias y traumas infantiles que del comportamiento de nuestros hijos?

La invisibilidad del trauma

El trauma, además de transmitirse de abuelos a padres y de padres a hijos, es invisible. Nadie quiere ver ni hablar de él, como ya he comentado con la experiencia de mi infancia. Es un tema que incomoda y del que nadie quiere hacerse cargo. Es más, en ocasiones, los profesionales de la salud vemos otras dificultades y trastornos donde, en realidad, hay trauma. Psicólogos, psiquiatras, neurólogos y pediatras, entre otros muchos profesionales de la salud, hacemos evaluaciones rápidas y ligeras para llegar a diagnósticos que nada tienen que ver con la realidad que están viviendo nuestros niños y adolescentes. Como desarrollaré a lo largo del libro, son muchas las etiquetas diagnósticas que ponemos los profesionales para invisibilizar el trauma en la infancia y en la adolescencia: Trastorno por Déficit de Atención e Hiperactividad (TDAH), Trastorno Negativista Desafiante (TND), ansiedad, depresión infantil y Trastornos de la Conducta Alimentaria (TCA) como la anorexia nerviosa o la bulimia. Los menores traumatizados suelen tener problemas de conducta y dificultades de aprendizaje asociados al trauma. Estoy seguro de que, si fuéramos capaces de valorar bien a nuestros pacientes, encontraríamos, debajo de estas etiquetas diagnósticas, mucho trauma invisible y desatendido. De ahí la importancia de que los psicoterapeutas dediquemos el tiempo suficiente a evaluar al paciente, sea menor o adulto, para comprender su situación y los síntomas que manifiesta. Los síntomas que muestra el paciente son las estrategias de adaptación más efectivas que tiene. No digo que sean conductas o recursos adaptativos, pero sí que son los recursos más adaptativos (o menos desadaptativos) que tiene el paciente. Quizás encontremos que debajo de la anorexia nerviosa o del TDAH no hay un trastorno como tal, sino más bien una situación traumática sin resolver. Quiero decir con esto que algunas personas que son descritas como despistadas, caóticas, impulsivas y con pobre memoria quizás están disociadas como consecuencia de sus traumas. Y es que, seamos conscientes o no, estamos psiquiatrizando y medicalizando la infancia. A veces vemos trastornos y problemas donde no los hay.

¿Sabías que..., en ocasiones, los profesionales de la salud confundimos las dificultades de atención en los niños con la disociación fruto del trauma?

Lo que sana es el vínculo... y la oxitocina

En la vida nos encontramos con dificultades, obstáculos y trastornos mentales que reducen de manera considerable nuestra calidad de vida. Sin embargo, lo que sana y amortigua el sufrimiento de estos obstáculos es el vínculo que establecemos con estas personas. Los padres que establecen contacto visual con sus hijos les están trasladando el mensaje implícito de que son importantes y dignos de ser atendidos. Un menor con una discapacidad intelectual, con TEA (Trastorno del Espectro Autista) o que sufre maltrato físico en su casa verá reducido su sufrimiento gracias a la manera sana que tiene de vincularse a su maestra, a sus familiares y a otros adultos significativos. Por eso estoy de acuerdo con el doctor José Luis Marín, psiquiatra y presidente de honor de la Sociedad Española de Medicina Psicosomática y Psicoterapia (SEMPyP), cuando dice que lo que sana es el vínculo. Somos una especie social y es por ello por lo que la relación y la conexión con los demás es fundamental para nuestros hijos y para nosotros.

¿Sabías que... lo importante no es el número de relaciones sociales que tenemos sino la calidad de dichas relaciones?

Cada vez que nos vinculamos con nuestros padres, hermanos y amigos, nuestro cerebro segrega oxitocina. Generalmente asociamos la oxitocina al parto y la lactancia, pero lo cierto es que cualquier persona libera oxitocina cuando siente amor, cuando tiene una conversación con un ser querido o cuando comprende lo que le pasa a su marido o mujer. La oxitocina está muy relacionada con la empatía, el amor y las relaciones sociales. Cada vez que somos amables y comprensivos con los demás segregamos oxitocina y endorfinas, lo que nos sumerge en un estado de tranquilidad y seguridad. Además, la oxitocina reduce los niveles de cortisol, la famosa hormona del estrés, de la que hablaremos más adelante. A lo largo de este libro veremos cómo las relaciones sociales, la conexión y la oxitocina son unos eficaces amortiguadores contra el estrés, el cortisol y el trauma.

IDEAS CLAVE

- En nuestra sociedad el maltrato, el chantaje y las relaciones de poder están normalizadas y son justificadas constantemente por los adultos.

- Vivimos en una sociedad muy traumatizada, aunque no seamos conscientes de ello.

- Normalizamos el abuso y los castigos para poder justificarnos ante el «mal comportamiento» o la desobediencia de nuestros hijos.

- Es importante que nos sensibilicemos con el trauma para poder visibilizarlo y abordarlo.

- Todos los acontecimientos traumáticos son estresantes, pero no todos los sucesos estresantes se convertirán en traumáticos.

- Los niños están programados evolutivamente para ser fieles a sus padres y tienen un gran miedo a decepcionarlos, lo que hace que no siempre les revelen posibles abusos o situaciones traumáticas.

- El trauma es transgeneracional, es decir, se transmite de abuelos a padres y de padres a hijos.

- Nadie quiere hablar sobre el trauma, motivo por el cual se ha convertido en un trastorno invisible, sobre todo en la infancia.

- En muchas ocasiones, los profesionales de la salud diagnosticamos de trastorno por déficit de atención con hiperactividad (TDAH), de ansiedad o trastornos de la conducta alimentaria a quien, en realidad, está traumatizado.

- Lo mejor para sortear obstáculos, conflictos y trastornos en la vida es tener un vínculo sano y seguro con, al menos, una persona significativa.

SEGUNDA PARTE:

El poder de la presencia adulta

CAPÍTULO 2

Inmadurez en la infancia

Todos somos interdependientes. La idea de pedir a nuestros jóvenes que salgan al mundo completamente solos y se autodenominen independientes es una locura. Debemos enseñarles a ser interdependientes, lo cual significa enseñarles a mantener relaciones.

PAUL GRIFFIN

La desprotección y la soledad de Ingrid

Cuando Ingrid acude a mi consulta, se muestra alicaída y desorientada por la situación personal que está viviendo en los últimos años. «Es como estar constantemente en una montaña rusa —me dice en la primera sesión—. No termino de encontrar mi sitio, ya que me llevo bien con mis compañeros de trabajo, pero no tengo un grupo de referencia.» Cuando le pido que me cuente sobre su infancia, Ingrid baja la mirada. «En el colegio se metían conmigo porque llevaba un aparato dental. Me insultaban y pegaban con frecuencia.» «¿Y tus padres?», le pregunté. «Nunca me sentí querida ni aceptada por ellos.» Ingrid no fue una niña vista ni escuchada. Por eso, hoy en día, tampoco se siente aceptada ni integrada en su vida laboral y social. En la adolescencia, Ingrid comienza a «tontear» con los chicos malos del instituto. Prueba el alcohol con doce años y se siente desinhibida para relacionarse con los chicos, teniendo la falsa sensación de que encaja mejor a nivel social. Ingrid se siente empoderada cuando ve que los chicos la desean y se interesan por ella. El alcohol y el sexo fueron dos grandes aliados para que Ingrid olvidara el rechazo al que, habitualmente, se veía sometida en su casa. Recuerda con mucho dolor la vez que se arregló para salir con sus amigas a una fiesta y su madre le dijo con mucho desprecio que iba vestida como una puta. Fue tan grande el daño que Ingrid se marchó unos días a casa de una amiga porque no quería estar con sus padres. Los odiaba. Nadie en su casa la miraba con amor de manera incondicional. Su padre tenía grandes dificultades con el alcohol y el juego, por lo que pasaba muchas horas en los bares. «Me di cuenta desde bien pequeñita que yo no le importaba nada a mi padre, siempre estaba en el bar y pasaba de mí.»

En la tercera sesión que tuve con Ingrid le pedí que me hiciera un dibujo de un árbol. Puede parecer una tarea inocua, pero nos aporta mucha información a los psicoterapeutas. Más abajo podéis ver su dibujo, que, por cierto, me dio permiso para compartir con vosotros. Lo interesante no fue tanto el dibujo como la historia que le pedí que me contara: «Este es un árbol que está solo en el campo. Nadie quiere hablar con él. Los animalitos que pasan cerca de este árbol aprovechan su sombra para calmar el intenso calor que hace.» «Pero Ingrid, ¿es un

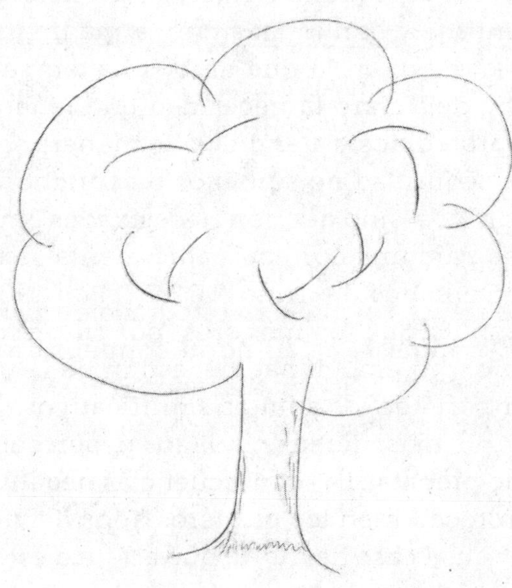

árbol frutal?», le pregunté. «No, este árbol no da ningún fruto. Está muy cansado de ver siempre gente a su alrededor y que nadie se fije en él. No es un árbol que pueda interesar a nadie.» «Ingrid, ya sé que los árboles no sienten emociones, pero si este árbol pudiera sentirlas, ¿qué emociones crees que tendría?» «Tristeza, rabia, soledad, vacío...» Este árbol no era un árbol cualquiera. Representaba la vida de Ingrid y lo que ella sentía: vacío, tristeza, desorientación y frustración por ser utilizada sin ser reconocida. Ingrid se sentía poco valorada por sus padres y amigos. Recuerda a su padre decirle en varias ocasiones que no se encariñara con nadie, que las personas eran malas y no debía fiarse de ellas. Este pensamiento recurrente en su padre se convirtió en una profecía autocumplida para Ingrid.

Protección: ¿necesidad o capricho?

La Organización Mundial de la Salud le encargó a John Bowlby, padre de la teoría del apego, un informe sobre la salud mental de los niños sin hogar después de la Segunda Guerra Mundial. En dicho informe, publicado en 1951, Bowlby concluye lo siguiente: «Consideramos esencial para la salud mental que el bebé y el niño pequeño tengan la vivencia de una relación cálida, íntima y continuada con la madre (o sustituto materno permanente), en la que ambos hallen satisfacción y goce». Bowlby deja claro la necesidad que tenemos como especie de ser protegidos y atendidos de manera sensible. La protección y la seguridad no son lujos o caprichos que convenga dar a los niños, sino que son necesidades emocionales imprescindibles para una correcta salud mental. La Convención sobre los Derechos del Niño (UNICEF) de 1989 afirmaba en su preámbulo que los menores, por su gran inmadurez tanto física como emocional, necesitan de la protección y cuidados por parte de los adultos significativos que se encargan de ellos. Es más, dichos cuidados deben ser efectivos desde el periodo prenatal. Las consecuencias negativas de esta ausencia de protección en los primeros años de vida las hemos podido ver en el caso de Ingrid que arranca este capítulo.

¿Sabías que... la Convención sobre los Derechos del Niño de UNICEF entró en vigor el 2 de septiembre de 1990, curiosamente el mismo día que falleció John Bowlby?

Nuestra naturaleza como especie hace que sea imprescindible la protección, ya no solo para una buena salud mental, como comentábamos antes, sino para sobrevivir. Si una situación traumática puede afectar de manera significativa a una persona adulta, imaginad cómo podría impactar este hecho sobre un bebé o un niño pequeño. Desde luego que no es lo mismo vivir un acontecimiento estresante con dos años que siendo adulto. Los padres pensamos que nuestros hijos pueden sobreponerse a cualquier situación estresante por arte de magia, pero no es así. Son muchos los peligros a los que se enfrenta un neonato o un niño pequeño sin la presencia de sus padres. Seymour Levine demostró que una experiencia estresante de pocos minutos en las primeras semanas de vida de una rata puede modificar su estructura cerebral y predisponerla al estrés para el resto de su vida. Las experiencias traumáticas que todos tenemos nos recuerdan que somos seres frágiles y vulnerables ante determinados estímulos, contextos y adultos que no han sido sensibles ni respetuosos con nosotros. La buena noticia es que la fragilidad que estamos subrayando también es la responsable de la extraordinaria plasticidad cerebral y resiliencia que tenemos los seres humanos.

¿Sabías que... lo que más hace sufrir al menor y desorganiza su psique es la soledad?

¿Somos los animales más inmaduros del planeta?

A diferencia de las crías de otras especies animales, el neonato es incapaz de sobrevivir por sí mismo. Los bebés no tienen garras para defenderse de las amenazas del ambiente, pero tampoco pueden alimentarse solos ni moverse de forma autónoma. Nos guste o no, somos inmaduros y necesitamos del adulto desde el momento del nacimiento. A pesar de la complejidad de nuestro cerebro, el cráneo debe ser muy pequeño y flexible para que sea posible salir por la pelvis de la madre. Este es el verdadero motivo por el que nacemos tan frágiles e inmaduros a nivel cerebral. Esta indefensión que nos caracteriza no dura unas semanas ni unos meses, sino más bien unos cuantos años. Sin embargo, otros mamíferos como potrillos, corderos y terneros nacen bastante más maduros que el ser humano, lo que les permite ponerse de pie de manera autónoma a las pocas horas de haber nacido, algo que es impensable en nuestra especie. Necesitamos en torno a un año para ponernos de pie de manera autónoma. En todo momento precisamos de la presencia de nuestros progenitores para sentir la seguridad que nos permitirá seguir creciendo.

¿Sabías que... los reptiles nacen bastante independientes y no requieren de la presencia de la madre para desarrollarse?

El ser humano es tan inmaduro y frágil que requiere de la presencia de la madre para proteger a su descendencia de las amenazas del ambiente a lo largo de los primeros años de vida. La supervivencia del bebé recién nacido depende de que tenga cerca un adulto presente con la capacidad de sintonizar y responder a las diferentes necesidades que presenta el menor. Con el fin de aumentar las probabilidades de supervivencia, la evolución «inventó» el apego en los mamíferos para aportar seguridad y autonomía a la cría indefensa. El menor está constantemente analizando, de manera inconsciente e involuntaria, toda la información que le aporta su cuidador principal (tono de voz, mirada, expresión facial, tacto, etc.), tratando de estar alerta de posibles peligros y amenazas en el ambiente en el que se encuentra.

¡Recuerda!
El bebé, a diferencia del reptil, es un ser frágil, lento e incapaz de sobrevivir por sí mismo. La probabilidad que tiene de seguir con vida una vez que ha nacido es mucho menor que la del resto de los mamíferos.

La gasolina que necesitamos: amor y tacto

Son muchas las cosas que necesitan nuestros hijos como seres dependientes que son. Sin embargo, en este apartado me centraré en dos de ellas que son fundamentales: el amor y el tacto. Si desprotegemos a un niño a lo largo de su infancia, este se sentirá inseguro y tendrá su cerebro en constante alerta por los posibles peligros. Como veremos más adelante, su cerebro emocional estará constantemente encendido y sintiendo una gran amenaza casi por cualquier cosa. En cambio, unos cuidadores amorosos que hayan protegido y respetado a sus hijos harán que los menores se sientan vistos y capaces. El desarrollo cognitivo característico de la etapa infantil impide que el menor pueda criticar y culpar a sus padres de cualquier acción o acontecimiento. El motivo de esta peculiaridad del desarrollo cognitivo es que el niño necesita estar vinculado a sus padres para poder sobrevivir y tener una buena salud mental. El niño tiene que debatirse, de forma inconsciente, entre estas dos cogniciones y siempre elige la de exculpar a sus padres para preservar su vínculo con ellos. Esto tiene el inconveniente de llegar a sentirse merecedor de todo lo peor que le puedan hacer los adultos: abuso, maltrato, negligencia, distanciamiento emocional, vacío, etcétera.

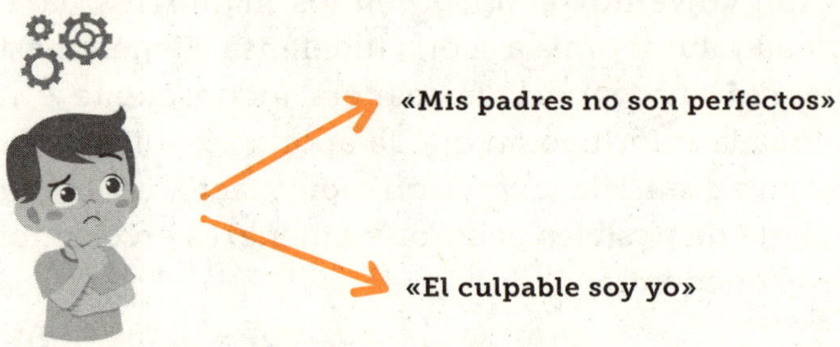

En los primeros años de vida es imprescindible que los cuidadores protejamos a nuestros hijos, pues esto va a posibilitar que se desarrollen de una manera sana y segura. Ingrid no tuvo la suerte de contar con unos adultos que empatizaran con ella, la protegieran mientras se sentía vulnerable en el colegio cuando sus compañeros de clase se metían con ella y la empoderaran. En el siguiente esquema vemos cómo la protección es fundamental para desarrollar la seguridad, la confianza y la autoestima del menor. Los niños se sienten seguros cuando son protegidos física y emocionalmente. Es la base del apego seguro. Por el contrario, la desprotección y la negligencia llevan a que el niño se sienta inseguro, desconfiado de las personas que están a su cargo y, consecuentemente, tendrá una baja autoestima.

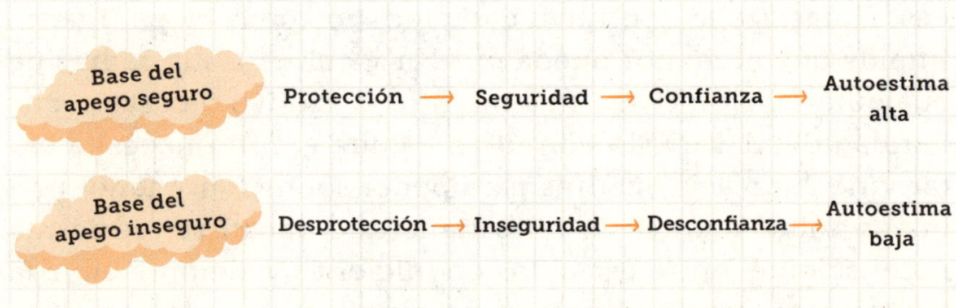

Una de las maneras más efectivas y arcaicas de demostrar cariño y amor a los niños es a través del tacto. Desgraciadamente, se ha venido transmitiendo de generación en generación que coger al bebé en brazos era una forma de malcriarlo y hacerlo dependiente. Algunos expertos han contribuido a la difusión del «mito del niño en brazos» con argumentos tan poco científicos como que el bebé lloraba para manipular a sus padres y conseguir que le cogieran en brazos. Afortunadamente, la ciencia ha demostrado que esto no es cierto, ya que los mamíferos necesitamos del contacto físico y emocional con nuestros principales cuidadores, especialmente en los primeros años de vida. Como veremos más adelante, para poder manipular, mentir y conectar con la mente del otro necesitamos un mínimo de desarrollo de la corteza prefrontal, algo que no se logra hasta los cuatro o cinco años.

En el magnífico libro del antropólogo Ashley Montagu, titulado *El tacto. La importancia de la piel en las relaciones humanas*, se describen innumerables ejemplos de la relevancia del tacto y la conexión piel con piel para el correcto desarrollo de las crías de mamíferos. Michael Meaney, de la Universidad de McGill en Montreal (Canadá), estudió cómo influía la interacción entre las ratas madres y sus crías recién nacidas. Pudo comprobar que la cantidad de lametones y de cuidados que la rata madre dedicaba a sus crías a lo largo de las doce primeras horas de vida influía en la manera en que la rata responde al estrés, además de ser ratas más valientes y con menores niveles de cortisol que aquellas madres que no lamían ni atendían de manera suficiente a sus crías. Pero también hay datos interesantes en el caso del ser humano. Freedman, Boverman y Freedman hicieron un estudio con gemelos prematuros. A uno de los gemelos le mecían durante treinta minutos dos veces al día, mientras que al otro no se le mecía en absoluto. Observaron que el gemelo prematuro que había sido mecido ganaba peso a mayor ritmo que el gemelo que no tenía ese contacto con el adulto.

IDEAS CLAVE

- Una de las necesidades más importante de atender en nuestros hijos es su protección.
- La protección, lejos de ser un capricho o un lujo, es algo fundamental para nuestra salud mental.
- No es posible proteger a nuestros hijos si no tenemos un mínimo de capacidad empática para comprender lo que realmente necesitan.
- El ser humano es, con diferencia, la especie que más inmadura nace y la que más tiempo tarda en desarrollarse.
- Seymour Levine demostró que una experiencia estresante de pocos minutos en las primeras semanas de vida de una rata puede modificar su estructura cerebral y predisponerla al estrés para el resto de su vida.
- La protección por parte de los adultos de referencia permitirá que el menor se sienta seguro y pueda desarrollar una sana autoestima
- Sin embargo, la desprotección adulta implicará que el menor se sienta inseguro y eso repercutirá en una baja autoestima.

CAPÍTULO 3

Sintonización y conexión

La forma correcta de tratar a los niños es idéntica a la forma correcta de tratar al prójimo.
RUDOLF DREIKURS

El abuso sexual que cambió para siempre a Daniela

Carmen y Paco estaban muy preocupados por su hija Daniela, una niña muy inquieta de seis años. Cuando llegaron a consulta, a mediados del mes de abril, me contaron las complicaciones que estaba teniendo Daniela en el colegio: problemas para concentrarse en clase, conducta desafiante, jugaba sola en el patio y dificultades en la lectoescritura. El tutor de Daniela había avisado a los padres de que, si seguía por este camino, repetiría curso. Sus profesores la describían como una niña alegre con un gran mundo interior. Sus padres me dicen que en casa solía dibujar mucho, jugar con su hermana pequeña, disfrazarse, etc. En definitiva, una niña feliz. Pero algo pasó a la edad de los cuatro años que cambió por completo a Daniela. Además, desde hacía algunos meses se había vuelto a hacer pis en la cama. Daniela desarrolló muchos miedos que antes no tenía. La pequeña pasó de ser una niña alegre y sociable a desconectarse de todo el mundo, dejar de dibujar e ir mal en el colegio. Los padres estaban aterrados con la idea de que repitiera curso. Querían evitar a toda costa que Daniela perdiera un año y ese fue el motivo por el que consultaron conmigo. Pero yo estaba tratando de buscar la raíz del verdadero problema que me permitiera entender ese cambio tan drástico. Cuando les pregunté a los padres qué pasó a la edad de cuatro años, me dijeron: «Daniela sufrió abusos sexuales por un profesor en su antiguo colegio». En ese momento, los padres se derrumbaron, aunque pronto se recompusieron porque ellos no habían venido para hablar del abuso, sino que estaban allí para hacer lo posible para que Daniela pasara de curso. Me contaron que el abuso pertenecía al pasado, que ya denunciaron y no querían volver a hablar de ello.

En las sesiones de evaluación, Daniela se muestra impulsiva, nerviosa y desorientada, más aún si cabe siendo un varón quien la está evaluando. Manifiesta una baja tolerancia a la frustración y al aburrimiento, queriendo cambiar de actividad cada pocos minutos. En una de las sesiones, le pido a Daniela que elija entre todos los muñecos que tengo para representar la situación del abuso. Daniela elige el personaje de Asco de la película *Del revés* y personifica al profesor que abusó de ella con Bestia. Después de varias sesiones, cuando acabé la evaluación de Daniela, cité a sus padres para compartir mis impresiones clínicas. Les comenté que el objetivo principal de la psicoterapia era sanar el trauma del abuso sufrido hacía un par de años. Los padres no estaban de acuerdo con esto, ya que ellos habían venido para que ayudara a Daniela a mejorar su lectoescritura, habilidades sociales y concentración. Así, de esta manera, probablemente no repetiría curso. Sintiéndolo mucho y con todo el dolor de mi corazón, les dije a los padres que, si ellos no querían abordar la situación traumática que Daniela sufrió y centrarse únicamente en lo académico, no iba a poder atenderla. Fue una decisión difícil, pero no quería ser cómplice de continuar haciendo como si nada hubiera ocurrido. Daniela necesitaba integrar el trauma, para lo cual debíamos dejar en un segundo plano el tema académico. Los padres no lo veían de la misma forma, motivo por el cual, desgraciadamente, no volví a ver más a Daniela.

Traducir al neonato

El neonato tiene su hemisferio cerebral derecho más maduro que su hemisferio izquierdo, motivo por el cual el vínculo y la emoción están más presentes que su parte lingüística (hemisferio izquierdo). La comunicación en los primeros meses de vida no es verbal, sino más bien emocional y relacional, y en los siguientes meses, gracias a la interacción del bebé con sus figuras de referencia, irá desarrollando la parte más lingüística. Por lo tanto, las figuras de apego debemos conectar con las necesidades que presentan nuestros hijos para hacer una traducción adecuada de lo que necesitan. Sintonizar con su miedo, incomodidad o hambre no solo debe ser atendido, sino también traducido. Traducir la experiencia interna del menor y dar una respuesta adecuada y sensible a lo que necesita es fundamental para un adecuado desarrollo cerebral y emocional. En el caso de Daniela, sus padres no conectaron con su verdadera necesidad (sanar el trauma), ya que estaban más centrados en la parte académica. Al no sintonizar con su dolor, no pudieron traducir su realidad interna de manera adecuada.

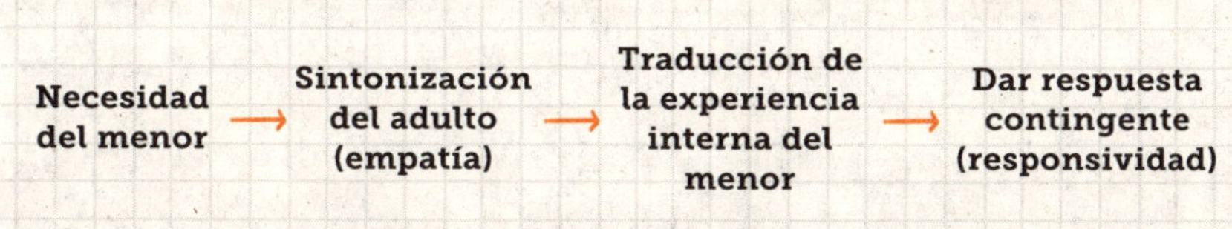

De hecho, una buena parte de los problemas en el vínculo entre padres e hijos se debe a la dificultad que tienen los padres para interpretar adecuadamente la experiencia interna del menor, o lo que es lo mismo, para dilucidar el motivo por el cual el menor está incómodo, se queja o llora: miedo, hambre, rabia, molestia, sueño, echa de menos a su madre, etc. Un fallo en la interpretación puede tener graves consecuencias para el menor. Imaginemos a un niño de cinco años que está muy nervioso porque esta tarde tiene el cumpleaños de una de sus mejores amigas. Le dice a su madre que le duele mucho la tripa, algo muy habitual cuando estamos nerviosos o intranquilos. Su madre no ha sido capaz de hacer una buena interpretación de lo que le pasa a su hijo, motivo por el cual le dice: «Te duele la tripa porque tienes hambre. Merienda un poco antes de ir al cumpleaños, ya verás como se te pasa enseguida». Al niño no le duele la tripa por tener hambre, sino por nervios. Una de las consecuencias de este fallo en la sintonización y en la traducción por parte de la madre es que convierte la comida en un regulador de la ansiedad que siente el menor. En el futuro, cuando el niño sienta miedo, acudirá a la comida para regularse de manera externa. Otro ejemplo, desgraciadamente muy habitual, es que un padre malinterprete el llanto de su bebé de ocho meses como una manipulación en vez de entender que es consecuencia de la necesidad de ser mecido y abrazado. Es por este motivo que el bebé suele dejar de llorar casi inmediatamente al ser cogido en brazos y su latido cardiaco se empieza a aproximar al habitual en estado de reposo.

¿Sabías que... las neuronas espejo nos posibilitan conectar con las emociones que sienten nuestros hijos? Esta conexión emocional con el otro nos ayudará a atenderles mejor.

Sintonizar con nuestros hijos y dar una respuesta adecuada a la necesidad que presentan es lo que hará que podamos traducir la realidad interna del menor y regular sus emociones. La sintonización es el requisito indispensable para que podamos heterorregular y calmar a nuestros hijos ante diferentes estados emocionales desagradables como el miedo o la rabia.

Sintonización → **Identificación de la emoción** → **Heterorregulación emocional**

Aquellos padres que están traumatizados tienen limitadas sus capacidades para empatizar y comprender las necesidades que presentan sus hijos y, por lo tanto, será difícil que puedan ofrecer a sus hijos respuestas que calmen la necesidad que presenten. Un porcentaje alto de los trastornos mentales que aparecen en el DSM-5 se deben a una falta de sintonía por parte del adulto hacia el menor y la dificultad para dar una respuesta acorde a lo que necesita el niño, algo que conocemos con el nombre de «responsividad».

Para concluir este apartado, podríamos resumir lo explicado diciendo que los tres elementos esenciales de la traducción son:

1. **Sintonización:** la capacidad para conectar con el estado mental interno del menor.

2. **Comprensión:** entender qué necesita el menor.

3. **Responsividad:** responder de manera sensible y equilibrada ante la necesidad que presenta el menor.

¿Sabías que... problemas como la ansiedad, la depresión y las adicciones están muy relacionadas con la falta de conexión social y la soledad?

El rostro inexpresivo

Ya hemos visto que sin empatía es imposible que conectemos con las necesidades de nuestros hijos y, por lo tanto, no es posible que haya un buen trato al menor. Es más, los niños sienten un gran miedo a que perdamos la conexión con ellos. Si esto ocurre, su supervivencia estaría en juego. Quizás uno de los estudios que mejor ilustran la ansiedad que genera la desconexión madre-hijo lo llevó a cabo, en una sala de laboratorio con bebés de un año, Edward Tronick, doctor en Psicología y uno de los grandes conocedores de la psicología evolutiva. En dicho estudio, se deja al bebé y a su madre en una sala jugando de manera distendida. Pasados unos minutos, el investigador da una señal a la madre para que deje de interactuar con su hijo. Esto hace que la madre no pueda sonreír, hablar ni calmar al menor. Su rosto se vuelve impenetrable. De ahí que el estudio de Tronick se conozca popularmente como *still face*, «cara de póker» o «el rostro inexpresivo». El menor se asusta y pasa unos segundos realmente angustiantes, pues ve que su madre no interactúa con él. Aunque no sea consciente, tiene grabado en cada poro de su piel que sin el cuidado y la protección de su figura de referencia no podrá ir muy lejos. El bebé trata con todas sus fuerzas de «recuperar» a su madre, pero no lo consigue. Trata de reestablecer la conexión perdida de todas las maneras posibles. Esta falta de conexión por parte de un progenitor, sostenida en el tiempo o durante toda su infancia, puede llevar al menor a una inhibición importante o a la disociación, características habituales de las situaciones traumáticas. Este estudio nos demuestra las consecuencias que tiene para un menor la desconexión por parte de un adulto, como sucede con padres estresados o padres que están buena parte del día conectados a sus dispositivos tecnológicos, pero desconectados emocionalmente de sus hijos. Estos niños sienten que no son dignos de ser amados, lo que interfiere significativamente en su desarrollo y autoestima. Al final del estudio, el investigador da la señal a la madre para que atienda y conecte con su hijo, tratando de devolverle la calma. Dice Edward Tronick que «cuanto más éxito tiene el bebé en reclamar la reparación del vínculo que se ha roto (desconexión), más aumenta su capacidad social».

¿Sabías que... el mayor miedo de un niño es al abandono? Aunque luego se disfrace como miedo a la oscuridad, a los monstruos o a las brujas, la madre de todos los miedos es la pérdida de conexión con sus progenitores.

Uno de los objetivos de este estudio es ver la capacidad que tiene el niño para experimentar y sobreponerse a una situación ansiógena, algo que depende casi exclusivamente del adulto. Las consecuencias que tiene la falta de sintonía de la madre sobre el cerebro del menor pueden afectar a su autoestima y salud mental. Y no me refiero a los efectos negativos en el estudio de Tronick, pues son pocos los segundos que pasa el bebé desconectado de su madre, sino a aquellos niños que tienen madres y padres que no sintonizan frecuentemente con sus hijos. Los menores que viven de manera habitual esta desconexión paterna suelen tener pensamientos inconscientes del tipo «soy mala persona», «no soy digno de ser querido», «no valgo para nada», «merezco el desprecio de los demás», etc. Como en el caso de Daniela, si alguien abusó de mí, pero no hubo ningún adulto que validara mis emociones y me tradujera lo sucedido, ¿cómo iba a pensar que soy digna de ser querida, de poner límites a los demás y de hacerme respetar?

La importancia de la presencia

Son muchos los estudios que señalan la importancia de la presencia de los adultos en los primeros años de vida de sus hijos, donde la vulnerabilidad y la fragilidad están en su pico máximo. Las investigaciones longitudinales sobre desarrollo infantil concluyen que uno de los factores que mejor predice cómo serán nuestros hijos (felicidad, autoestima, rendimiento académico, inteligencia emocional, asertividad, etc.) es haber tenido, al menos, un adulto que haya estado presente a lo largo de su infancia. La presencia del adulto dota de seguridad, calma y empoderamiento al menor, algo clave para su presente y para su futuro desenvolvimiento. Aprendemos a cuidarnos del modo en que nos cuidaron a nosotros. Sabemos que un niño aislado es mucho más vulnerable que un niño en grupo y conectado con sus progenitores. Ante un peligro, la reacción inmediata es la de buscar a un adulto de referencia o, como dice Bruce Perry, acudir al «rebaño» en busca de protección y seguridad.

Pepa Horno, psicóloga experta en vínculos sanos y apego, dice que aprendemos a amar sintiéndonos amados. Lo cierto es que los niños harán cualquier cosa que esté en sus manos para que sus padres estén presentes, los vean y conecten con ellos. Incluso, llegan a «portarse mal» para llamar la atención del adulto. Si los padres ignoramos las necesidades que presentan nuestros hijos, estos aprenderán a anticipar el rechazo, mostrarán una pobre confianza en sí mismos y serán más bien retraídos porque, ¿quién podría estar dispuesto a escucharles, confiar en ellos o amarles con esa infancia tan desconectada que tuvieron? Como afirma Jaak Panksepp (1994),

¿Sabías que... la manera más natural que tenemos los seres humanos de calmar nuestro malestar es mediante el abrazo y las caricias? El tacto nos ayuda a sentirnos seguros, protegidos y vistos, además de ser un excelente relajante natural.

si no nos hemos sentido queridos y seguros en nuestra infancia, los receptores cerebrales que responden a la bondad humana es posible que no se desarrollen. Se ha visto que existe relación entre la falta de sintonización materna unida a una relación fría durante los dos primeros años de vida y la aparición de síntomas disociativos en la etapa adulta (Karlen Lyons-Ruth, 2003).

IDEAS CLAVE

- El neonato tiene su hemisferio derecho (emocional) bastante más desarrollado que su hemisferio izquierdo (lingüístico).

- Una de las funciones más importantes de los adultos consiste en traducir las necesidades que presentan los menores.

- Un fallo en la interpretación por parte de los adultos puede tener graves consecuencias para el menor.

- La sintonización es el requisito para que los adultos podamos calmar a nuestros hijos ante diferentes estados emocionales.

- Sin empatía es imposible que conectemos con las necesidades de nuestros hijos.

- Los tres elementos esenciales de la traducción son la sintonización, la comprensión y la responsividad.

- El estudio del *still face* pone de manifiesto la gran ansiedad que experimentan los niños cuando su madre se desconecta de ellos.

- Las consecuencias que tiene la falta de sintonía de la madre sobre el cerebro del menor pueden afectar a su autoestima y salud mental.

- La presencia de los adultos en los primeros años de vida de nuestros hijos es fundamental.

- Uno de los factores que mejor predice el bienestar de nuestros hijos (felicidad, autoestima, rendimiento académico, inteligencia emocional, asertividad, etc.) es haber tenido, al menos, a un adulto que haya estado presente a lo largo de su infancia.

- La investigación demuestra que existe relación entre la falta de sintonización materna, unida a una relación fría durante los dos primeros años de vida, y la aparición de síntomas disociativos en la etapa adulta.

CAPÍTULO 4

Rostro receptivo de la madre y especularización

Si el rostro de la madre es poco receptivo, entonces un espejo es algo que se puede mirar, pero no sirve para mirarse.
DONALD WINNICOTT

El espejo distorsionado de los padres de Julen

Nunca olvidaré la primera vez que conocí a Julen, un paciente adulto de unos veinte años. Le había citado justo después de comer y en mis inicios como psicoterapeuta, con lo que no disponía de un servicio de secretaria que abriera la puerta cuando venía el paciente. Cada vez que llamaban al telefonillo, tenía que dejar al paciente con el que estaba para abrir al siguiente. Julen llamó al telefonillo del portal de mi consulta y salí a abrirle. Dado que luego tenía que picar a la puerta de mi consulta, decidí dejarla abierta para que tomara asiento en la sala de espera mientras terminaba la sesión con el anterior paciente. Unos minutos después, cuando acabé la sesión y acompañé al paciente a la salida, algo llamó poderosamente mi atención: Julen se había quedado de pie justo debajo del marco de la puerta, pero sin entrar a Darwin Psicólogos. Me acerqué para recibirle de manera cariñosa y estrecharle mi mano. En ese momento, me pidió permiso para entrar. Julen estaba esperando la instrucción explícita de que era bienvenido en mi centro; no le bastó con ver que le había dejado la puerta abierta para que se pusiera cómodo en la sala de espera.

Una vez dentro de la consulta, le pregunté a Julen por sus síntomas y por el motivo que le hacía venir a verme. Esto fue hace unos cuantos años por lo que aún preguntaba a mis pacientes en la primera consulta por sus síntomas y no me centraba tanto en lo que los provocaba. Julen me dijo que padecía insomnio (estaba medicado por ello), ansiedad, dolor fuerte en el pecho, apenas salía con sus amigos, nudo en la garganta y dolor en las articulaciones. La gran mayoría de los motivos por los que Julen venía a verme tenían que ver con somatizaciones, lo que indicaba que había mucho sufrimiento emocional que había sido silenciado. Me llamaba la atención que Julen me contara toda su problemática, pero sin ningún tipo de emoción. Parecía estar desconectado de su mundo emocional y de su cuerpo. Julen vivía en casa con sus padres y sus dos hermanas pequeñas. No tenía una buena relación con sus progenitores. Siempre estaban discutiendo. No se sentía visto ni respetado por ellos. Su madre era muy controladora y constantemente sobreprotegía a Julen.

En la segunda sesión que tuve con Julen comenzamos a construir la línea de vida, una hoja donde anotamos los aspectos más relevantes de sus veinte años. Cuando pasó del colegio al instituto, en primero de la ESO, Julen fue víctima de acoso escolar. Una época que recuerda como un verdadero infierno. Le pregunté si esto lo compartió con sus padres y su respuesta fue tajante: «No se lo conté a mis padres. Sabía que ellos no iban a hacer nada. Además, yo no quería líos de ningún tipo. —Acto seguido, añadió—: Suficientes preocupaciones tenían con mis hermanas pequeñas como para añadir más problemas a la familia». «Entonces, ¿qué hiciste?», le pregunté. «Aguantar», me respondió. El trauma que deja un acoso escolar es demasiado duro e intenso como para vivirlo solo. Sus acosadores le empujaban, le pegaban, se burlaban de él y le llamaban «maricón», «gordo» y «obeso» entre otras lindezas. Esa presión llevó a Julen a provocarse el vómito cada vez que comía algo. Tenía la ilusión de que adelgazando dejarían de meterse con él en el instituto. El sufrimiento constante, el estrés y los vómitos le encaminaron a adelgazar una gran cantidad de kilos en muy pocas semanas. En los descansos del instituto, Julen estaba solo. «Nadie me ayudó a superar el acoso escolar que sufrí.»

A medida que fue avanzando la terapia, Julen comparte conmigo un sueño recurrente. Me pide un folio y un lápiz para poder representarlo. Más abajo podéis ver el dibujo que me hizo. Se puede ver a Julen en diferentes escenas, rodeado de gente que cuchichea sobre él y en uno de los dibujos aparece agachado vomitando. Siempre despierta de la pesadilla cuando termina de vomitar. Julen sufrió mucho, tanto en su infancia como en su adolescencia. Primero sus padres no supieron atenderle ni cuidarle como merecía y después, en la etapa adolescente, sufrió acoso escolar durante varios años. Julen nunca se sintió visto de manera incondicional por sus padres. «No sirvo para nada» o «no me siento útil» eran frases que solía compartir conmigo en la consulta. Nunca tuvo un mínimo de control sobre su vida porque su sobreprotectora madre lo aca-

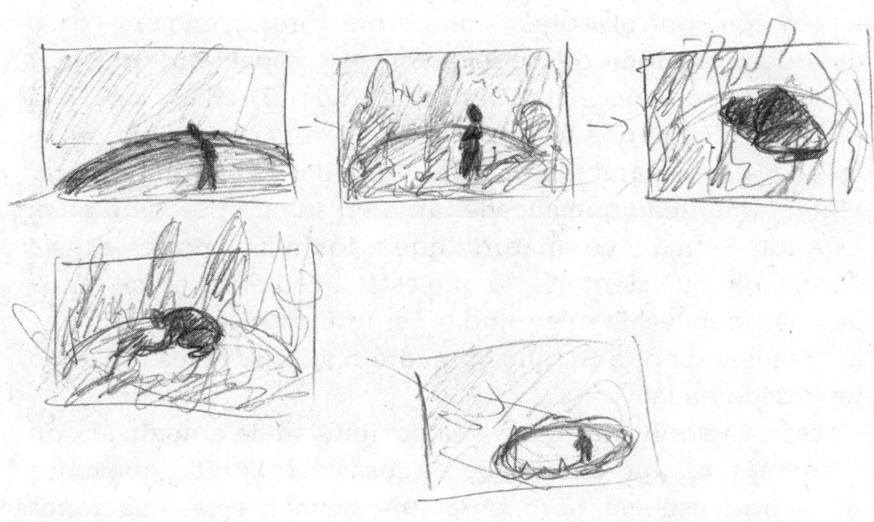

paraba todo. Sus fieles acompañantes fueron la soledad y el vacío. Gracias a su implicación y constancia, Julen mejoró de manera considerable acudiendo regularmente a psicoterapia.

Espejito, espejito mágico

En el capítulo anterior ahondábamos en la importancia de que las figuras de referencia sintonicemos y conectemos con las necesidades que presentan nuestros hijos. En este capítulo iremos un paso más allá, ya que además de empatizar debemos ejercer de espejos de nuestros hijos, traduciéndoles todo aquello que sienten. La cara de la madre y del padre son el espejo en el que se reconoce y se empieza a conocer el bebé. Si la figura de referencia está preocupada por alguna situación en su trabajo o por una cuestión de salud de un familiar, esto interferirá negativamente sobre la comunicación madre-hijo. Sobra decir que este problema sostenido en el tiempo puede ser la principal causa del apego inseguro que desarrolle el menor. Como hemos visto al comienzo del capítulo, Julen no tuvo la suerte de tener unos padres que conectaran con él y que entendieran cómo se sentía. Si los padres son controladores y sobreprotectores, como en el caso de Julen, es difícil que puedan ser ese espejo sintonizador y regulador que necesitan sus hijos. Rudolf Dreikurs señalaba que los niños tienen una gran capacidad para percibir lo que les rodea, pero también grandes dificultades para interpretar correctamente lo que sucede tanto en su cuerpo como en el exterior. Es más, yo añadiría que a los niños no les asusta conocer lo que sienten o lo que está sucediendo en su familia, más bien les da miedo no tener información sobre lo que acontece, o peor aún, que su padre o su madre les diga «no ha pasado nada».

Las relaciones humanas y la posibilidad de empatizar con los demás nos aportan una de las cosas más bonitas que tenemos como especie, pero, en algunos casos, estas relaciones pueden llegar a ser verdaderamente traumáticas. Los padres somos los encargados de transmitir a nuestros hijos qué con-

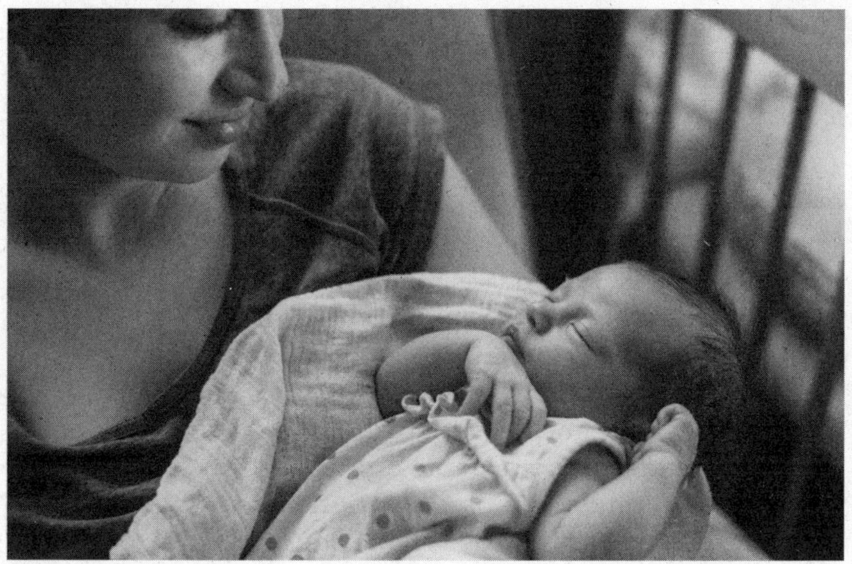

textos son seguros y cuáles son peligrosos. Gracias al cariño, al respeto y al establecimiento de normas y límites, entre otras muchas cosas, los menores van desarrollando unas «carreteras cerebrales» que organizarán todo el caos característico de los primeros años de vida (impulsos, emociones, instintos, etc.). Por cierto, estos circuitos cerebrales que se desarrollan en los primeros meses de vida son bastante estables a lo largo de los años, ya sea para bien o para mal. Jacobvitz y Sroufe (1987) comprobaron que la actitud insensible e intrusiva de los progenitores a los seis meses de vida de sus hijos era un predictor de las dificultades de atención e hiperactividad en los primeros años de escolarización.

Analfabetismo infantil

Es una pena que los adultos sepamos tan poco sobre cómo se desarrollan nuestros hijos e hijas. Desconocemos aspectos básicos e imprescindibles sobre su desarrollo evolutivo que sería interesante conocer para acompañarlos de manera más segura. Es por ello por lo que suelo hablar de un «analfabetismo infantil» que nos impide conocer cómo se desarrollan los niños y su cerebro. Por ejemplo, tendemos a pensar que un bebé que no llora es un chiquitín que está sano y es bueno. Otro ejemplo es creer que un niño de tres años que se tira al suelo cada vez que nos negamos a comprarle algo es porque es un caprichoso y un maleducado. Acabaríamos con este tipo de creencias tan extendidas si conociéramos más sobre el desarrollo evolutivo de los más pequeños de la casa.

Ya vimos en el primer capítulo del libro que los niños tienen mucho miedo a defraudar a sus padres y a que estos no se sientan orgullosos de ellos. El vínculo está siempre por encima del bienestar del menor. Además, el niño tiende a pensar de manera inconsciente que sus padres son los mejores padres del mundo. Si para ello tiene que pensar que él es «malo» o que no es digno de ser querido, lo hará. Todo con tal de mantener el vínculo con sus padres. Por ejemplo, el niño que está siendo abusado sexualmente por su padre, tiende a negar la existencia en su mente de su abusador, ya que de lo contrario tendría que hacerse cargo del inaceptable hecho de que su padre, a quien ama y de quien depende, tiene intenciones malintencionadas contra él. Por este motivo, todos los niños, incluso los que son abusados sexualmente y maltratados, piensan que tienen los mejores padres del mundo. Los niños necesitan idealizar a sus padres para sentir la seguridad y el control que todo menor precisa para crecer de manera tranquila. Cualquier elemento negativo que ocurra a su alrededor (peleas, divorcios, gritos) lo interpretarán como que es culpa de ellos, nunca de sus padres. Es preferible pensar que lo negativo es culpa de ellos antes que creer que sus padres no son perfectos, son culpables de lo que está pasando o bien les están haciendo daño de manera intencionada. Es un mecanismo de defensa que les protege de manera muy efectiva dada la vulnerabilidad que tenemos cuando somos pequeños. De hecho, Julen no fue consciente del daño que le hicieron sus padres sobreprotegiéndole hasta que fue adulto y buscó ayuda psicoterapéutica. Julen no vino a mi consulta para hablar de sus padres, sino por la gran cantidad de somatizaciones que tenía. Lo que Julen no sabía es que ambas cosas estaban estrechamente relacionadas.

Figuras responsivas

Conectamos y empatizamos con las necesidades de nuestros hijos para atenderlas y cubrirlas de manera suficientemente buena. A esto último se le conoce con el nombre de «responsividad». Podemos definir la responsividad como la capacidad que tenemos los adultos de responder de forma ajustada a los estados internos del menor. Como ya hemos comentado, conectar con los estados internos del niño nos ayudará a conocer si está hambriento, cansado, tiene miedo o más bien está nervioso porque han venido sus abuelos a visitarle. Por lo tanto, la responsividad no es más que atender de manera respetuosa y justa las necesidades que presenta el menor. Una madre responsiva es aquella que atiende regularmente las necesidades de su hijo. En cambio, una madre poco responsiva es aquella que habitualmente no responde a aquello que necesita su hijo, bien porque le cueste conectar con él o bien porque no tenga recursos para ser responsiva. Podríamos decir que la responsividad es lo mismo que la contingencia. La contingencia sería la cantidad de veces que una madre o un padre responden ante la necesidad del menor. Hay madres muy contingentes, aquellas que atienden habitualmente al menor ante una necesidad, mientras que, por otro lado, hay otras madres que no lo son, es decir, no suelen atender al menor cuando les necesita. Julen se sentía vacío y desprotegido porque sus padres no eran contingentes. De hecho, cuando sufrió el acoso escolar en el instituto, Julen no contó con el apoyo y la protección de sus padres.

Si los adultos respondemos a las necesidades que tienen nuestros hijos de forma habitual, entonces seremos personas predecibles y les aportaremos a los menores seguridad, algo imprescindible para que se muestren tranquilos y exploren el ambiente en el que se encuentran. En aquellos momentos en que no hayamos sido responsivos o contingentes, es importante aceptar nuestro error o ausencia. Si no hemos atendido la necesidad que presentaba nuestro hijo, debemos estar abiertos a pedir perdón, hacernos responsables de lo ocurrido y tratar de sanar el daño causado. Si somos conscientes de nuestros errores y podemos disculparnos por ello de manera natural y honesta, nuestros hijos verán que sus padres son personas imperfectas, sinceras y que se hacen cargo de sus errores.

¿Sabías que...: la confianza de nuestros hijos depende, entre otras muchas cosas, de la capacidad que tengamos los adultos de reparar nuestros errores?

Donald Winnicott, a quien hacía alusión al comienzo del capítulo, decía que la «madre suficientemente buena» es aquella que, generalmente, está disponible para su hijo, pero que también es una persona imperfecta con derecho a cometer fallos. Suele ser una madre responsiva, pero, sin lugar a duda, no es capaz de llegar a todo ni de ser perfecta. Son muchos los ejemplos que podríamos poner para describir a una madre que no es responsiva. Una madre que sobrealimenta a su hijo tiene dificultades para conectar con la sensación de hambre y saciedad de este, alimentándole de más de manera regular. Sobra decir que este tipo de interacción, con un fallo importante en la conexión con el menor sobre su hambre/saciedad, puede desembocar en una situación traumática en relación con la comida o en un trastorno de la conducta alimentaria (TCA). Los padres de Julen lo hicieron lo mejor que supieron, pero no solían actuar de manera responsiva. Sus progenitores eran tremendamente sobreprotectores debido a determi-

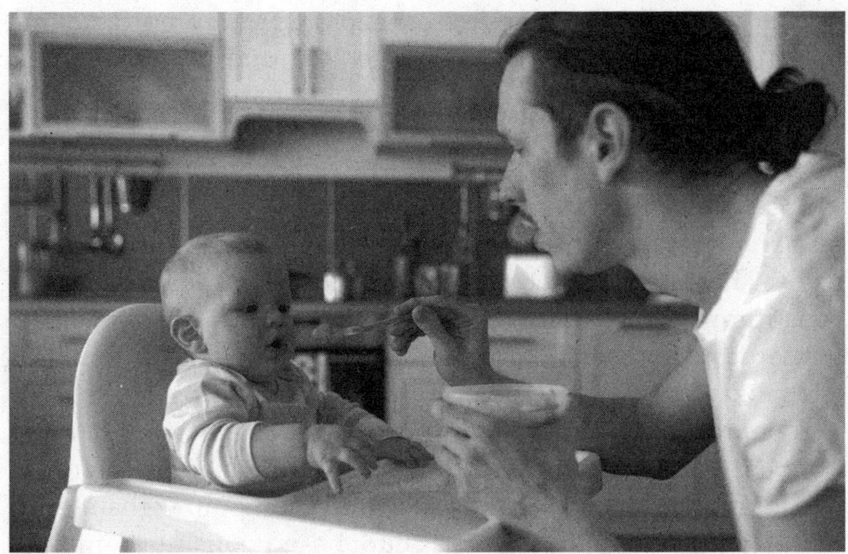

nados traumas no resueltos en sus infancias, lo que les llevó a no poder conectar con las necesidades de su hijo y a actuar guiados por sus propios miedos.

Especularización

La palabra «especularizar» deriva del latín *especularis* y es relativa a «espejo». Ya hemos comentado a lo largo de este capítulo que la cara de la madre actúa como un espejo para el bebé. Gracias a los gestos de tranquilidad o, por otro lado, de angustia y preocupación de la madre, el bebé se sentirá en calma o más bien inquieto y preocupado. La especularización es un aspecto fundamental de la comunicación entre los padres y sus hijos, ya que los primeros expresamos, tanto verbal como gestualmente, aquello que siente el bebé. Por ejemplo, cuando el bebé está en un entorno nuevo y siente curiosidad por explorar aquello que le resulta novedoso, la madre y/o el padre abren sus ojos y su boca en señal de apertura hacia lo desconocido. De esta manera, sin que la comunicación verbal sea imprescindible, sus padres están mostrando el interés que siente el bebé y le permiten explorar en un entorno que es seguro para él. Los padres, ante este tipo de situaciones, expresamos de manera exagerada o caricaturizada las emociones que sienten nuestros hijos. Si se sienten alegres por estar comiendo algo que les resulta agradable, les sonreímos y nos mostramos alegres por ello. En cambio, si el bebé se queja por estar el agua de la bañera fría o triste porque se ha roto el muñeco con el que estaba jugando, nuestros gestos mostrarán y amplificarán aquello que siente el menor. Julen tenía grandes dificultades para reconocer sus emociones y localizarlas en su cuerpo porque sus padres y los adultos que le rodearon no especularizaron sus estados afectivos cuando era pequeño. No hubo sintonía entre lo que sentía Julen y lo que los padres le mostraban, tanto verbal como no verbalmente. Por este motivo, cuando Julen acudió a mi consulta tenía tan poca consciencia y alfabetización emocional.

Como describe Carlos Pitillas en su libro *El daño que se hereda*, la especularización tiene efectos muy beneficiosos sobre el desarrollo del menor y su salud mental. Entre ellos destacamos el mantener al niño en un margen de activación emocional, evitando los extremos de la hiperactivación y la desconexión de sus emociones. La especularización permite al menor sentirse visto por sus padres y ser consciente de aquello que siente, lo que le va a permitir diferenciar los estados internos de su mente. Cuando el bebé siente alegría, curiosidad, enfado o hambre, necesita de la especularización de sus figuras de apego para poder ser consciente y ponerle nombre a todo aquello que siente en su día a día, ya sea placentero o displacentero. Gracias a esta función de especularización parental se irán desarrollando en el menor cientos de circuitos cerebrales que posibilitarán una correcta evolución en el niño y una correcta alfabetización emocional.

¿Sabías que... la falta de cariño, la indiferencia y el menosprecio se transmiten, básicamente, mediante el rostro y el tono de voz de la figura de referencia del menor?

IDEAS CLAVE

- Las madres y los padres debemos conectar con lo que sienten nuestros hijos. A esto lo llamamos *sintonización.*

- Además de sintonizar, los adultos ejercemos de espejos de los estados afectivos de los niños, lo que se conoce como *especularización.*

- La especularización permite al menor saber qué emoción está sintiendo y tener una idea de su expresión facial.

- Aquellos padres traumatizados o con dificultades para poner nombre a lo que sienten tienen el inconveniente de que no podrán ejercer de espejos fieles de sus hijos.

- Si supiéramos más cosas sobre desarrollo infantil, seguramente no cometeríamos tantos errores de interpretación. Seguro que haríamos atribuciones más fieles de la realidad.

- Lo fundamental para un niño no es su bienestar, sino mantener un vínculo con sus progenitores.

- La *responsividad* es el acto mediante el cual atendemos de manera justa y respetuosa la necesidad que presenta el niño.

- Si no conectamos y empatizamos con nuestros hijos, va a ser muy difícil poder ser responsivos.

- Los niños no necesitan padres perfectos, sino más bien padres imperfectos, pero con capacidad de reparación sobre sus errores.

- La especularización permite que el menor desarrolle de manera sana su cerebro y una correcta capacidad de alfabetización emocional.

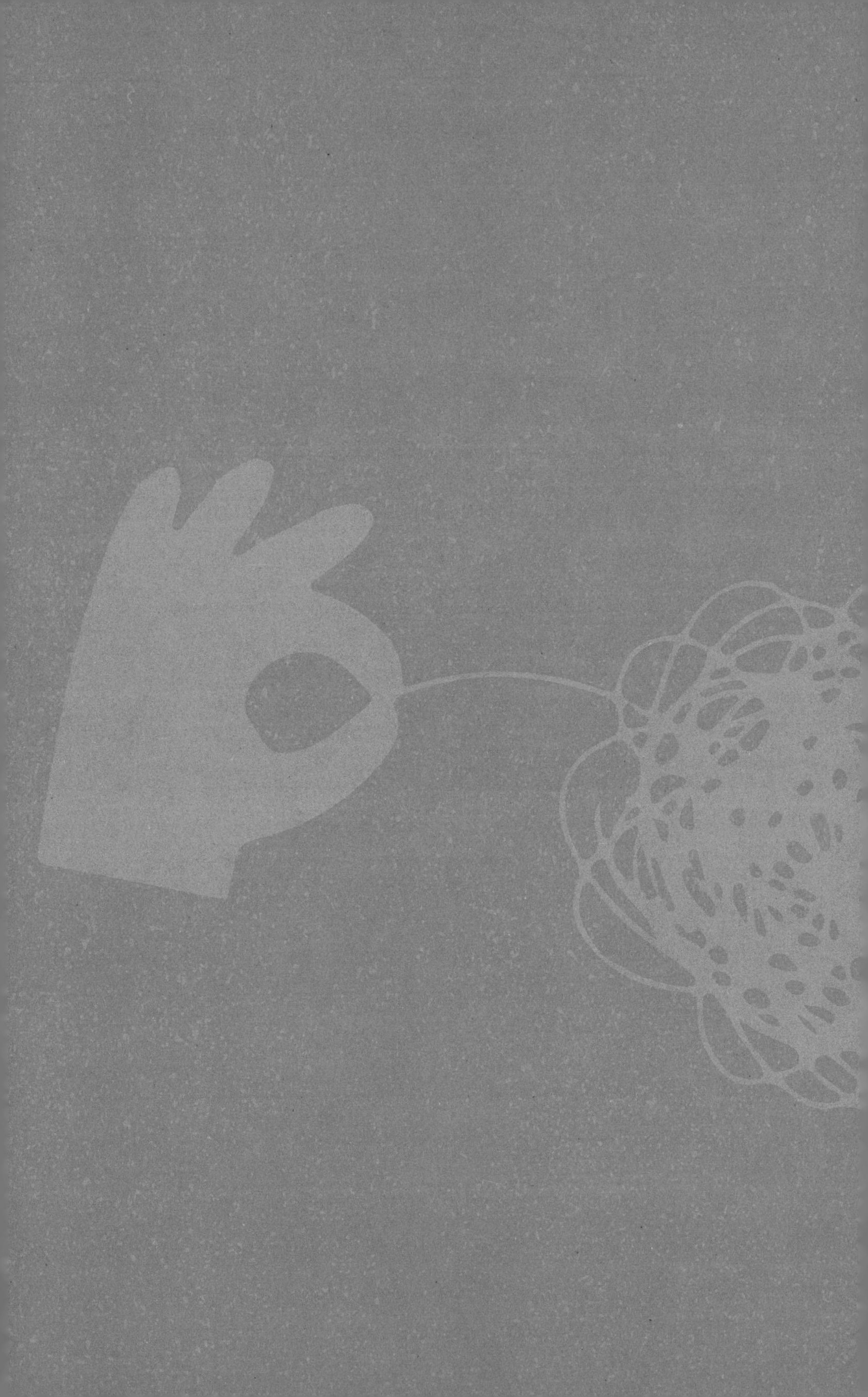

TERCERA PARTE:

Trauma: el trastorno invisible

CAPÍTULO 5

Breve historia del trauma

El estrés traumático es una enfermedad consistente en no poder estar totalmente vivo en el presente.
PIERRE JANET

Manuel y el baile de diagnósticos

Manuel está preparándose unas oposiciones para ser bombero en la Comunidad de Madrid. Es una oposición muy exigente, tanto desde el punto de vista físico como psicológico. Está muy ilusionado porque, desde bien pequeño, Manuel tenía claro que quería ser bombero como su padre. El motivo por el que viene a consulta es porque últimamente le cuesta concentrarse en la preparación de las oposiciones y se encuentra algo alicaído. De pequeño fue un niño muy movido, tanto en la escuela como en casa, y con mucha curiosidad. Al hacer su historia clínica, me cuenta que su padre falleció en un accidente de moto hace un año. Desde entonces, Manuel explica que ha estado metido en su mundo y no termina de hacerse a la idea del fallecimiento de su padre, a quien quería y consideraba su referente. Hace unos meses acudió a un psicólogo, el cual le preguntó por sus síntomas. Manuel dijo que se sentía muy inquieto, como con un motor que no le dejaba parar, y que le costaba concentrarse en las tareas cotidianas. El psicólogo, en una única sesión, diagnostica a Manuel de trastorno por déficit de atención con hiperactividad (TDAH) y le deriva al psiquiatra para que le medique. Como yo no suelo dar diagnósticos en la primera sesión y me tomo un mínimo de cinco o seis sesiones para comprender la problemática que me traen mis pacientes, cito a Manuel a una siguiente sesión para continuar evaluando. En las sucesivas sesiones, Manuel me habla de sus padres. Cuando le pregunto cómo se enteró de la muerte de su padre, se rompe y comienza a llorar. Me doy cuenta de que aún no ha superado su muerte, algo muy normal dado el poco tiempo que ha transcurrido y la relación tan estrecha que tenían. Manuel me dice que se siente cansado y triste: «Me apetece estar solo, no quiero estar con nadie. En ocasiones me enfado, pero no sé el motivo». Una vez concluida la evaluación, le digo a Manuel que, bajo mi punto de vista, no tiene TDAH, sino más bien un duelo no resuelto a causa del fallecimiento de su padre. En algunas ocasiones, determinados trastornos o circunstancias vitales, como la muerte de un ser querido, pueden dar lugar a diagnósticos como el TDAH y otros trastornos que nada tienen que ver con la verdadera raíz del problema. Manuel fue víctima de una «evaluación exprés» y de un mal diagnóstico.

Historia de la histeria

El neurólogo y psicólogo francés Pierre Janet y el psicoanalista austriaco Sigmund Freud vieron muchas pacientes con histeria, un trastorno muy relacionado con el trauma. Según Janet y Freud, la histeria era causada por un trauma psicológico y el paciente podía ver aliviados sus síntomas siempre y cuando se hiciera un trabajo psicoterapéutico para ser consciente de los acontecimientos traumáticos que habían quedado anclados y olvidados en el pasado. Para ello era fundamental recuperar los recuerdos estresantes y crear una narrativa de lo sucedido. A lo largo del libro veremos la importancia de poner palabras y dar sentido a lo ocurrido para sanar el trauma.

Pierre Janet (1859-1947) fue de los primeros neurólogos en estudiar y tratar la histeria. La gran mayoría de pacientes con histeria eran mujeres; de hecho, histeria quiere decir «útero».

Las pacientes con histeria presentaban una gran cantidad de síntomas: somatizaciones, cambios emocionales repentinos, dificultades para memorizar, baja capacidad de concentración, *flashbacks* y, hasta incluso, algunas pacientes llegaban a tener parálisis en determinadas partes de su cuerpo. Un porcentaje importante de las pacientes que vieron Janet, Freud y Charcot habían sido víctimas de abusos sexuales en su infancia. Hoy en día sabemos que, gracias a la gran cantidad de investigación acumulada, recordar el acontecimiento traumático y expresar todas las emociones asociadas no sana necesariamente al paciente ni hacen remitir todos sus síntomas, aunque sí que puede ser un gran paso y resultar sanador.

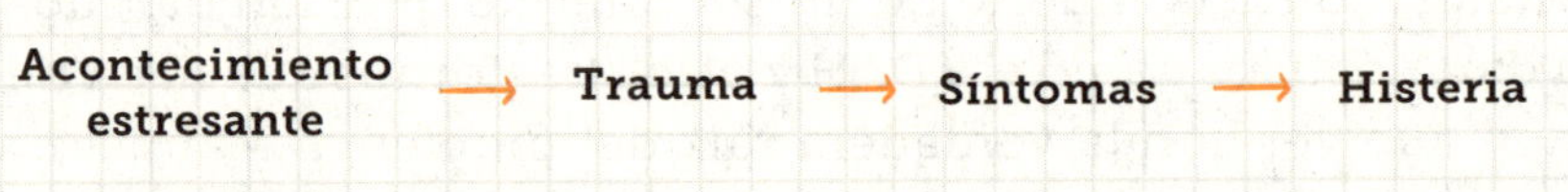

Neurosis de guerra

A principios del siglo XX aparece un nuevo concepto acuñado por los británicos para describir a los afectados por la Primera Guerra Mundial: «neurosis de guerra». También se le conoció como «trauma de guerra». Además de la gran cantidad de fallecidos que dejó la guerra, muchos soldados que sobrevivieron quedaron afectados con secuelas psicológicas importantes. Sin embargo, desde las altas instancias nunca tuvieron la intención de ayudar a los soldados traumatizados. Desgraciadamente, esto es algo que seguimos arrastrando hoy en día. Parece que el trauma es invisible porque nadie lo ve o nadie está dispuesto a verlo.

Como bien detalla el psiquiatra Bessel van der Kolk en su magnífico libro *El cuerpo lleva la cuenta*, el Estado Mayor británico emitió la siguiente orden en junio de 1917: «Bajo ninguna circunstancia se usará la expresión "neurosis de guerra" verbalmente ni se registrará ningún informe de regimiento

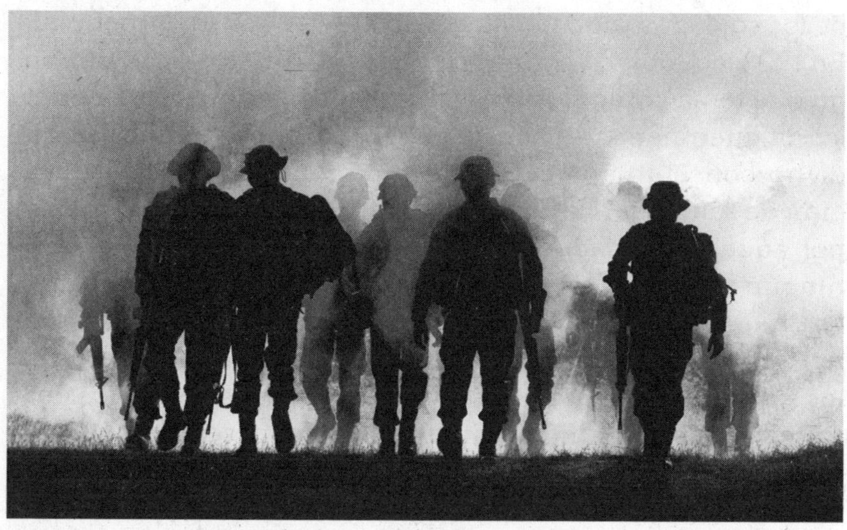

o de baja, ni en ningún hospital ni ningún otro documento médico» (Orden de Rutina General número 2384 de junio del 2017). Todos los soldados que presentaran problemas psiquiátricos derivados de la guerra debían recibir el único diagnóstico de NYDN *(Not Yet Diagnosed, Nervous)*, cuyas siglas en inglés se traducen como «Todavía No Diagnosticado, Nervioso». Son muchos los casos en donde se puede ver la escasa responsabilidad que había por parte del Estado de diferentes países por visibilizar el trauma y hacerse cargo de las consecuencias a nivel psicológico de la guerra. En noviembre de 1917, el Estado Mayor británico, que unos meses antes había dejado claro que no quería ver el concepto de neurosis de guerra por ningún sitio, impidió que Charles Samuel Myers publicara un artículo sobre la neurosis de guerra en el *British Medical Journal*. Hay que destacar que Myers había dirigido brillantemente cuatro hospitales de campo para soldados heridos. Nuevamente, el Estado Mayor británico dejaba claro que su idea era invisibilizar el trauma y sus consecuencias. Los alemanes tampoco se quedaron atrás, ya que interpretaron la neurosis de guerra como un defecto de la personalidad de los soldados, algo que llegaban a tratar con electrochoque. En 1922, el Gobierno británico emitió el informe Southborough que tenía como misión erradicar el diagnóstico de neurosis de guerra en todo conflicto bélico futuro. No querían que dicho concepto apareciera en ningún sistema de clasificación de salud mental. Apuntaban que los síntomas padecidos por aquellos soldados después de la guerra no se debían a ningún trastorno, sino a su indisciplina y baja voluntad.

En la década de los cuarenta, el psiquiatra Abram Kardiner publicó *The traumatic neuroses of war* donde describía los síntomas más frecuentes que padecían los veteranos de la Primera Guerra Mundial: hipersensibilidad, sensación constante de peligro, reactividad, dificultades en las relaciones sociales, etc. Como veremos a continuación, lo que Kardiner llamaba «neurosis traumática» es lo que hoy se conoce en los adultos como trastorno por estrés postraumático con las siglas TEPT.

El trauma en los manuales psiquiátricos

El DSM *(Diagnostic and Statistical Manual of Mental Disorders)*, traducido al castellano como *Manual Diagnóstico y Estadístico de los Trastornos Mentales*, es el libro que redacta la APA (Asociación Americana de Psiquiatría) donde vienen recogidos todos los trastornos que es posible encontrar en lo referente a salud mental. Los profesionales de la salud podemos consultar en el DSM los criterios para poder diagnosticar a un paciente de anorexia nerviosa, trastorno por déficit de atención con hiperactividad, trastorno obsesivo compulsivo o esquizofrenia, entre otros muchos. Como bien dice Bruce Perry, psiquiatra y experto en trauma, el DSM es un catálogo de trastornos basados en listados de síntomas. De hecho, cuando antes decía que en el DSM encontramos «todos» los trastornos que hay en salud mental, debo matizar que, bajo mi punto de vista, esto no es del todo cierto. Creo que ni están todos los que son, ni son todos los que están. Me explico.

La última versión del DSM que hay publicada hasta la fecha es el DSM-5 del 2013. En la quinta edición de este manual no encontramos diagnósticos que den visibilidad al trauma en la infancia, aunque sí que los encontramos para los adultos. Además, se clasifica como trastorno algunas circunstancias o condiciones que no deberían ser tratados como patológicos. A continuación, puedes ver una gráfica de cómo han ido aumentando el número de trastornos que se incluyen en las diferentes ediciones del DSM. Llama la atención que, a pesar de la gran cantidad de trastornos que se incluyen en las diferentes versiones del DSM, los psiquiatras sigan sin incluir el trauma infantil en sus manuales de clasificación.

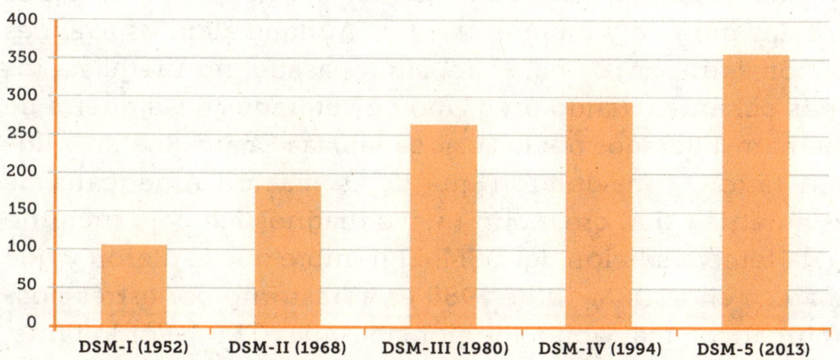

En mi día a día como psicoterapeuta reconozco que no suelo utilizar el DSM-5. ¿Por qué? El principal motivo es que el DSM-5 es, como bien dice Bruce Perry, un listado de síntomas o conductas. Para mí no es tan importante la conducta o el síntoma que manifiesta el paciente como la raíz de la problemática que presenta. No quiero que mis pacientes me hablen de sus síntomas, sino más bien quiero que me hablen de ellos mismos. La respuesta que vienen buscando a la consulta y por la que están preocupados y estresados no está en sus síntomas. Si nos centramos solo y exclusivamente en los síntomas de la persona, como le sucedió a Manuel cuando consultó hace un año con un psicólogo, corremos el riesgo de hacer un mal diagnóstico y de no comprender a nuestro paciente.

¿Sabías que... el DSM-5 fue publicado en 2013 e incluye más de trescientos trastornos diferentes en sus más de 945 páginas?

Como hemos visto al comienzo de este capítulo con el recorrido histórico, han sido muchos y estériles los intentos por dar nombre y lugar al trauma. Aunque algunos avances se consiguieron a finales del siglo pasado, no fue hasta los años ochenta cuando un grupo de veteranos de la guerra de Vietnam, liderados por los psicoanalistas Chaim Shatan y Robert Lifton, consiguieron que la Asociación Americana de Psiquiatría (APA) creara un nuevo diagnóstico para incluirlo en la tercera edición del DSM. El nombre que le dieron y que aparece en el DSM-III de 1980 es «Trastorno por estrés postraumático» más conocido por sus siglas TEPT. Por lo tanto, no es hasta principios de los años ochenta cuando el trauma comienza a ser tenido en cuenta. Los principales problemas que tenían los veteranos de la guerra de Vietnam y que les llevaron a luchar por un hueco en el DSM-III fueron ansiedad, problemas para dormir, pesadillas, recuerdos de la guerra que no podían sacarse de la cabeza, agresividad, reacción a los sonidos fuertes como si fueran disparos, etc. Actualmente, en el DSM-5, la categoría general se llama «Trastornos relacionados con traumas y factores de estrés» y ahí encontramos las siguientes etiquetas diagnósticas: trastorno del apego reactivo, trastorno de relación social desinhibida, trastorno de estrés postraumático, trastorno de estrés agudo y trastornos de adaptación.

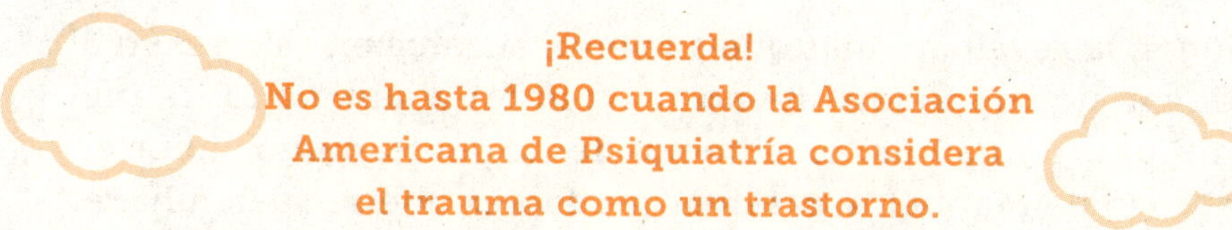

Cuando el trauma se confunde con otros trastornos

Estamos viendo cómo el trauma, especialmente en la infancia, se ha silenciado e invisibilizado. Si no estamos dispuestos a ver el trauma en los menores, entonces tendremos que darle otros nombres y diagnósticos a estos síntomas que presentan. Es por ello por lo que muchos niños con traumas están siendo en estos momentos diagnosticados de otros trastornos como el trastorno por déficit de atención con hiperactividad, (TDAH), el trastorno negativista desafiante (TND), el trastorno de conducta, el trastorno del apego reactivo, etc. Y estos son solo algunos ejemplos de los muchos que podríamos poner. Por lo tanto, los profesionales de la salud solemos silenciar el trauma y buscamos otros nombres para no poner el foco en el verdadero problema del menor: el trauma. Veamos un ejemplo. Ante una situación traumática, el niño puede hiperactivarse o, por el contrario, hipoactivarse (desconectarse). En ambos casos, el diagnóstico de TDAH es sencillo. Los menores traumatizados que se hiperactivan y se muestran impulsivos suelen ser diagnosticados de TDAH de subtipo hiperactivo-impulsivo; por el contrario, los niños que ante el trauma se desconectan, algo que llamaremos «disociación», serán diagnosticados de TDAH de subtipo inatento. Por consiguiente, diagnosticar y tratar como TDAH o TND a un niño que, en realidad, está traumatizado por los malos tratos que recibe en casa o por el abuso sexual que sufrió cuando tenía cuatro años será inefectivo en el mejor de los casos y perjudicial en el peor de ellos. ¿Y por qué los profesionales de la salud no ven trauma donde lo hay y ven TDAH donde no lo hay? En mi opinión por tres motivos. El primero es que nadie quiere hablar ni ver el trauma en ningún sitio. En segundo lugar, las evaluaciones que suelen realizarse en salud mental tienen una duración que no acostumbra a superar los treinta minutos o una hora en el mejor de los casos, como vimos en el caso de Manuel. Y el tercer motivo es que se suelen hacer diagnósticos en base a los síntomas que presenta el paciente, no en base a la raíz del problema. Metafóricamente hablando, el problema no es la gotera que ha aparecido en el salón de nuestra casa, sino lo que ha causado la gotera, la verdadera raíz del problema.

¿Sabías que... la mayoría de los niños que han sufrido abusos suelen recibir una media de cinco diagnósticos diferentes como TDAH, TND o trastorno de conducta?

Bessel van der Kolk es psiquiatra, experto en trauma y director del Trauma Center en Brookline (Massachusetts). Van der Kolk lleva varias décadas viendo a menores y a adultos con traumas de diferentes índoles y causas. Sin lugar a duda, es uno de los máximos referentes del panorama actual en cuanto a trauma se refiere. También ha luchado por visibilizar el trauma en todas partes, incluso en los sistemas de clasificación de trastornos mentales. Antes de que se publicara el DSM-5 en el 2013, Van der Kolk y su equipo propusieron a la APA la inclusión de una nueva categoría que visibilizara a los niños y a las niñas con trauma. El diagnóstico que propuso para los menores fue el de trastorno de trauma del desarrollo. Sin embargo, como desgraciadamente se imaginará el lector, la APA contestó en el 2011 a su propuesta denegando la inclusión del trastorno en el nuevo DSM que se publicaría un par de años más tarde. Esto fue lo que le contestaron a Van der Kolk los miembros de la APA: «La idea de que las experiencias adversas en la infancia temprana provocan alteraciones sustanciales en el desarrollo es más una intuición clínica que un hecho basado en investigación. Es una afirmación que suele hacerse, pero que no está respaldada por estudios prospectivos. Que se sepa, no existe ninguna evidencia de alteraciones en el desarrollo precedidas en el tiempo de manera causal por cualquier tipo de síndrome traumático». Es una pena que los miembros de la APA no escucharan ni tuvieran en cuenta la propuesta de Van der Kolk para poder, de una vez por todas, dar nombre y visibilizar el trauma en la infancia. Resulta curioso que atendamos el trauma en los adultos, de hecho, ya hemos visto que tiene nombre y hueco en el DSM desde 1980 (trastorno por estrés postraumático), pero no hagamos lo mismo cuando, desgraciadamente, miles de niños y niñas en todo el mundo son abusados, maltratados y viven situaciones traumáticas. La infancia, una vez más, es silenciada y maltratada.

IDEAS CLAVE

- Janet y Freud vieron muchas pacientes con histeria, un trastorno muy relacionado con el trauma. Un porcentaje importante de estas pacientes habían sido víctimas de abuso sexual.

- El concepto de *neurosis de guerra* surge a principios del siglo XX para describir a los afectados por la Primera Guerra Mundial.

- Son numerosos los casos en los que ha quedado claro que nadie quiere hacerse cargo ni visibilizar el trauma, especialmente en la infancia.

- Los alemanes interpretaron la neurosis de guerra como un defecto de la personalidad de los soldados.

- En 1922 el Gobierno británico emitió el informe Southborough que tenía como misión erradicar el diagnóstico de neurosis de guerra en todo conflicto bélico futuro.

- El DSM es el *Manual Diagnóstico y Estadístico de los Trastornos Mentales*. Lo publica la Asociación Americana de Psiquiatría y es donde vienen recogidos todos los trastornos que podemos encontrar en salud mental.

- El problema de diagnosticar en base a los síntomas como propone el DSM-5 es que perdamos de vista a la persona porque solo nos centramos en sus manifestaciones.

- Los profesionales de la salud solemos silenciar el trauma y buscamos otro nombre para no poner el foco en el verdadero problema del menor.

- A pesar de que Bessel van der Kolk, una de las figuras más relevantes y respetadas en cuanto a trauma se refiere, propusiera a la Asociación Americana de Psiquiatría (APA) la inclusión de una categoría para el trauma en la infancia, esta fue denegada.

CAPÍTULO 6

¿Qué es el trauma?

Si no nos permitimos afligirnos por nuestras pérdidas, heridas y decepciones, estamos condenados a revivirlas.
EDITH EGER. *La bailarina de Auschwitz*

A Pedro le obligaron a guardar silencio

Pedro acude a mi consulta porque su mujer le acaba de pedir el divorcio. Se encuentra desorientado, triste y muy vacío. Tiene unos sesenta años y dice no saber por dónde tirar ahora que su vida ha dado un giro tan grande. Tiene tres hijos ya mayores, pero se siente muy desvinculado de ellos. Pedro reconoce que cuando era pequeño, ni su padre ni su madre hablaban de cómo se sentían. Y aquello que no se nombra, no existe. En las primeras sesiones hago la «línea de vida» de Pedro donde voy anotando los acontecimientos más relevantes desde su infancia hasta el momento presente. Me llama la atención la pobre consciencia emocional que tiene a la hora de narrar esos acontecimientos vitales tan relevantes. Aun así, hay un acontecimiento que Pedro recuerda como si fuera ayer. Es una situación con su madre que le dejó marcado cuando él tenía unos cuatro o cinco años. «Mi madre siempre fue una persona muy fría y depresiva. Sin ser cariñosa, era la más afectuosa de todos en mi casa. Y eso que tenía depresión... Cada cierto tiempo le tenían que dar electrochoque.» Así es como Pedro describía a su madre. «En una ocasión, mi tío tuvo que llamar a la ambulancia porque mi madre estaba muy mal. Recuerdo perfectamente el momento que se la llevaron en la camilla de la ambulancia y ella decía sollozando "me voy a morir, me voy a morir". No puedo quitarme esa escena de la cabeza. Nadie lloró en ese momento, pero mis tíos tampoco me dieron ninguna explicación de lo que estaba pasando.» Ningún adulto se hizo cargo de la difícil situación que estaba viviendo Pedro a tan corta edad. No le validaron su miedo de que se llevaran a su madre entre gritos de «me voy a morir», pero tampoco legitimaron la rabia de un niño pequeño que veía cómo le separaban a la fuerza de su madre. Pedro no entendía nada. Demasiada intensidad emocional como para no validar las emociones que sentía. Además, nadie le dio ninguna explicación de lo sucedido con lo que continuaron la vida como si nada hubiera ocurrido. Estas situaciones desregulan mucho a los menores y los colocan en una situación de descontrol e indefensión muy grande. El motivo de consulta de Pedro tenía que ver con la separación de su mujer. ¿Extraña coincidencia? Desde luego que no. Lo que no nos enseñan a gestionar de pequeños es difícil saber gestionarlo de adultos, ya que nos dejan sin los mimbres necesarios para hacerlo.

El sufrimiento es inherente al ser humano

Por mucho que queramos, no podemos evitar el conflicto y el sufrimiento, puesto que se trata de algo inherente a nuestra especie. Nos encantaría vivir con calma y paz en todo momento, sin embargo, no es posible. Toda relación implica, en mayor o menor medida, sufrimiento y dolor, aunque sea de forma puntual. Son muchas las madres y los padres que me dicen en consulta que no quieren ver sufrir a sus hijos ni hacerles daño, pero esto es una utopía. Toda relación implica sufrimiento. Es imposible no hacer daño a la gente que queremos, aunque tengamos buenas intenciones.

En esta tercera parte del libro ya hemos entrado a hablar del trauma. Podemos afirmar, sin miedo a equivocarnos, que el trauma es la causa más evitada, ignorada y peor tratada del sufrimiento humano. Desde luego que el hecho de que un acontecimiento se convierta en traumático o no va a depender de factores genéticos, historia, personalidad, familia, si el niño reveló a alguien lo sucedido y los recursos personales del menor, entre otros muchos factores, pero los adultos nos debemos hacer cargo de lo que implica un trauma. No podemos perder de vista que el trauma es subjetivo, lo que quiere decir que el hecho de que determinado acontecimiento sea traumático para una persona, no implica que tengan que vivirlo de la misma manera los demás. Así, por ejemplo, la pandemia del coronavirus fue un acontecimiento estresante para la mayoría de la población y traumático para algunos, pero no para todos. De todo ello y mucho más hablaremos en este y en los siguientes capítulos del libro.

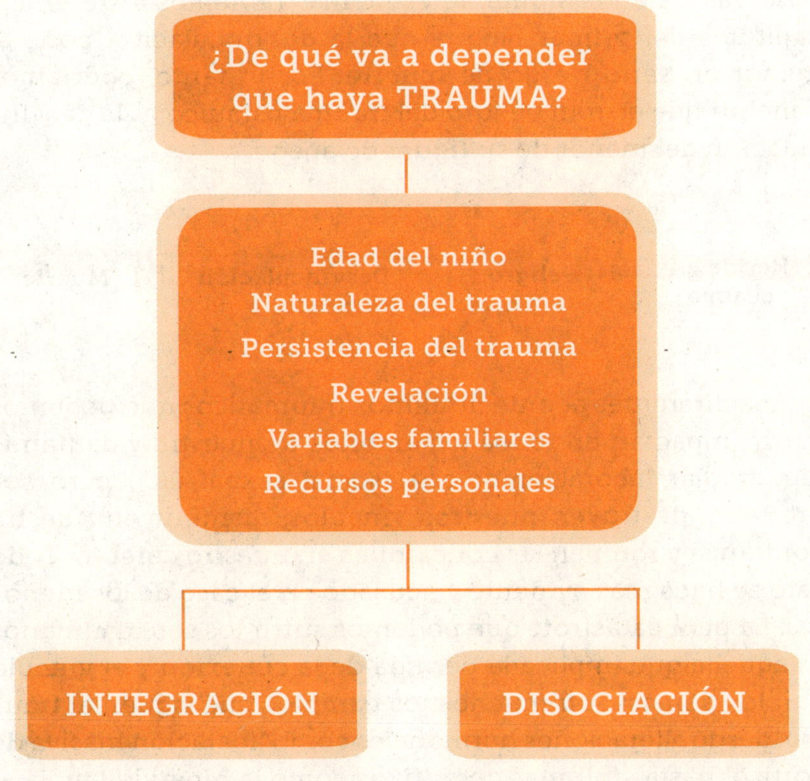

¿Qué quiere decir «trauma»?

Solemos pensar que el trauma es algo que le ocurre a un porcentaje muy bajo de personas y, claro está, nunca nos va a pasar a nosotros. Además, se entiende que el trauma es algo que, según viene, se va. Evidentemente, nada más lejos de la realidad. Todos hemos vivido o viviremos, al menos, un acontecimiento traumático y, en contra de lo que opina la mayoría de la gente, el trauma o se sana o nos persigue toda la vida, como bien explica la psicóloga Edith Eger en su magnífica obra autobiográfica *La bailarina de Auschwitz*.

La palabra *trauma* proviene del griego y significa «herida». Aunque nos parezca exagerado, al igual que una infección nos puede causar la muerte, una herida en el «alma» o en el «corazón» también nos puede conducir a la muerte, como observamos en el siguiente esquema. Ya hemos visto en los capítulos del primer bloque que la desvinculación pone al menor en serio riesgo de muerte. Por lo tanto, podríamos concluir que el gran peligro del trauma psíquico es la desvinculación del menor de su figura de apego.

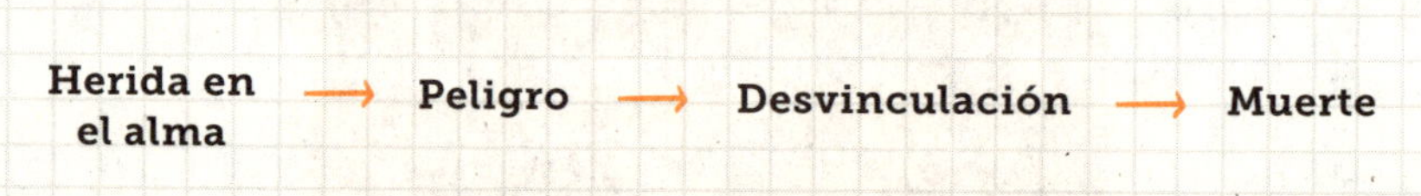

Los diferentes acontecimientos traumáticos que podemos sufrir impactan en todos los ámbitos de nuestra vida (familiar, escolar, laboral, emocional, social, sexual, etc.), pero, sobre todo, destruyen nuestros vínculos, disminuyen nuestra confianza y rompen las conexiones en nuestro cerebro. Todo esto se hace más evidente y acusado en el caso de los menores. La peor catástrofe que podemos sufrir los seres humanos es aquella que implica la pérdida de la conexión y el vínculo con los demás. Son muchos los cambios que siguen al trauma, desde alteraciones hormonales como liberación masiva de cortisol hasta síntomas cognitivos como la hipervigilancia.

¡Recuerda!
Lo más traumático que podemos vivir es sentirnos desvinculados y desconectados de los demás.

Podemos definir un trauma como aquella experiencia que supera los mecanismos de afrontamiento y recursos que tiene una persona ante una situación emocional. En los próximos capítulos veremos qué situaciones se pueden convertir en traumáticas y cuántos tipos de traumas existen, pero en este capítulo me gustaría subrayar que una de las características del trauma en la infancia y la adolescencia es que las figuras de referencia no le dieron al menor ni voz ni visibilidad a lo que sucedió ni a cómo se sintió. Si recuerdas el caso de Pedro del comienzo del capítulo, uno de los acontecimientos que vivió con apenas cuatro o cinco años se convirtió en traumático porque ningún adulto dio voz a sus emociones de miedo y rabia cuando se llevaron a su madre en la ambulancia. En definitiva, lo que convierte un acontecimiento en traumático es el silencio. Esta idea es básica y central para saber cómo se puede sanar el trauma.

¿Sabías que... un sonido, una imagen o un olor pueden ser suficientes para «encender» el recuerdo traumático en la persona?

Silenciar el trauma

Cualquier situación, estímulo o contexto es potencialmente traumático, sin embargo, lo que convertirá o no en traumático ese estímulo o contexto es el silencio, la huida o el hacer como si no hubiera pasado nada. Si la situación que se ha experimentado tiene una alta intensidad emocional y el adulto de referencia ha puesto empeño en tapar o silenciar lo ocu-

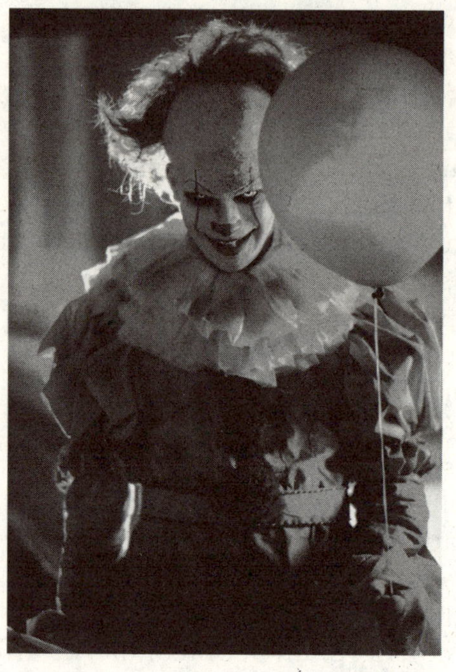

rrido, la probabilidad de que se convierta en traumático es mayor que si el adulto deja al menor expresar lo que siente, normaliza la emoción y da una narrativa a lo sucedido. Desde luego que lo que vivió Pedro en su infancia con relación a su madre no es fácil de procesar, pero si los adultos no validamos lo que sienten nuestros hijos ni hablamos con ellos de lo sucedido, la probabilidad de que se convierta en traumático es mayor. El trauma no solo es la experiencia que han vivido los soldados en la guerra, el menor que fue víctima de abusos sexuales y quien tuvo un accidente grave de coche, sino que el trauma también lo encontramos en acontecimientos cotidianos.

¡Recuerda!
Todo estímulo, situación o persona son potencialmente traumáticas para un menor. Lo que hará que se convierta en un trauma será la imposibilidad de hablar de ello y la obligación de silenciarlo.

Cuando mamá, papá o el adulto de referencia que corresponda no ha conectado con las necesidades del menor ante una situación estresante, amenazante o que le ha dado mucho miedo al niño, este no tiene otra opción que generar de manera automática e inconsciente una serie de síntomas que son consecuencia de la situación traumática que ha vivido. El niño necesita sobrevivir y sabe que esto pasa solo por estar vinculado a sus progenitores. Es por ello por lo que el menor deberá silenciar sus miedos y ansiedades para seguir vinculado a sus padres. Los menores no disponen de muchos recursos ni herramientas para enfrentarse a los conflictos ni problemáticas en su día a día, por ello, si la situación la perciben como imposible de afrontar y no cuentan con adultos que les acompañen, la probabilidad de que dicha situación se convierta en traumática es alta. Como bien dice la psicoterapeuta Begoña Aznárez, autora del libro *El trauma psíquico es de todos* y presidenta de la Sociedad Española de Medicina Psicosomática y Psicoterapia, «traumático es, para cualquier ser humano, tener que guardar silencio en relación con cualquier cosa que le ocurre y que le impacta emocionalmente». A estas palabras de Aznárez, yo le añadiría que, debido a que al menor se le obliga a guardar silencio, no hay una narrativa coherente ni que empodere al menor sobre lo sucedido. El mensaje silenciador del adulto es «no pasa nada», «lo que tienes que hacer es animarte», «no tienes motivos para estar triste» o «vamos a hacer *como si* no hubiera ocurrido nada». Si lo que el menor acaba de experimentar, algo emocionalmente muy intenso y posiblemente aterrador para él, no se legitima ni se le da una narrativa acorde a lo vivido, entonces lo ocurrido nunca tendrá un significado ni supondrá un aprendizaje para el niño. Cuando se silencia la voz del niño, entonces es el cuerpo quien toma el relevo y aparecen los síntomas. La famosa periodista Oprah Winfrey explica en el libro que escribió con el doctor Bruce Perry, que aparece en la bibliografía, que fue maltratada por su abuela cuando era pequeña y la obligaba a sonreír y guardar silencio después de cada acto de maltrato. Oprah reconoce que por este motivo siempre ha sido muy complaciente con los demás y le costaba poner límites.

¡Recuerda!
No es tan traumático lo que sucedió sino lo que el adulto obligó al menor a silenciar.

Es fundamental que el adulto, como veíamos en los capítulos anteriores, traduzca, ponga nombre y ejerza de espejo de lo vivido por sus hijos. De lo contrario, la experiencia y las emociones se silenciarán, convirtiendo el suceso, muy probablemente, en traumático. La investigación científica y la experiencia clínica nos demuestran que lo que resulta traumático para el menor es, no tanto el acontecimiento en sí, sino la obligación de silenciar lo ocurrido. Por lo tanto, podríamos concluir que el trauma es la suma de las emociones desagradables vividas, la obligatoriedad para silenciar lo ocurrido y la ausencia de una narrativa acorde con lo que acaba de experimentar el menor. Todo esto va a imposibilitar que el niño integre lo sucedido en su cerebro.

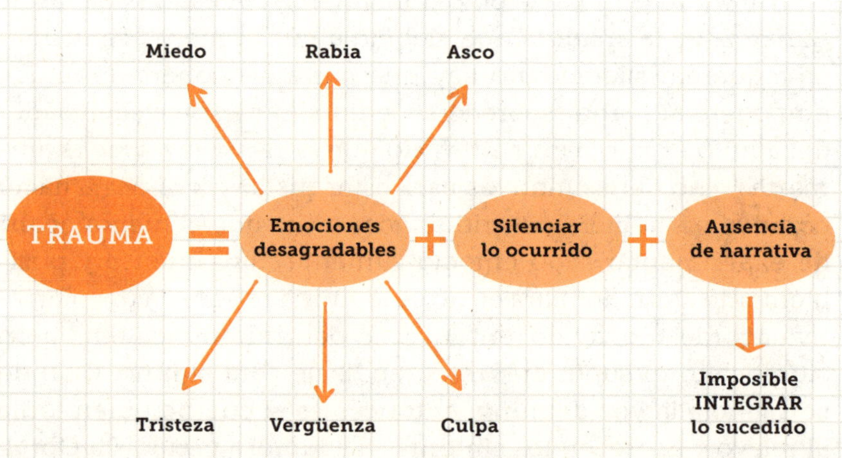

¿Sabías que... el trauma puede aparecer ante cualquier acontecimiento que la persona perciba, consciente o inconscientemente, como amenazante?

El trauma en los primeros años de vida

Estoy seguro, querido lector, que recordarás, al menos, una situación de tu infancia que te impactó emocionalmente. Además, como le sucedió a Pedro, esa escena la recuerdas como si fuera ayer, ¿verdad? También es probable que los adultos que te rodeaban en esa situación te obligaran, con buena intención, a silenciar lo que sentiste y lo que ocurrió, ¿es así? Es frecuente que los adultos, con la mejor de nuestras intenciones, les pidamos a nuestros hijos que huyan de lo que sienten, animados por nuestro «no ha pasado nada» y que sigan adelante como si nada hubiera ocurrido. Y, ¿qué hacen nuestros hijos ante el imperativo adulto de no sentir y seguir como si nada hubiera pasado? Pues hacernos caso. No olvidemos que nuestros hijos tienden a hacer todo lo que les digamos con el único objetivo de seguir vinculados a nosotros para poder sobrevivir. Por lo tanto, los niños evitan lo que sienten, lo silencian con los adultos de cómplices y hacen como si el perro que les acaba de gruñir y sacar los dientes no hubiera existido. Lo entierran. Tratan de olvidarlo. Aun así, el cerebro, que está orientado a la supervivencia, sabe que este acontecimiento es importante y por eso deja una huella y queda grabado en la memoria del niño de manera automática, involuntaria e inconsciente. Recordemos que lo traumático no es el hecho en sí, sino verse obligado a silenciar lo ocurrido y que el adulto le deje sin voz para gritar, expresar y compartir lo sucedido. Eso es lo verdaderamente traumático.

¿Sabías que... en ocasiones, lo que se esconde debajo de un niño con rabietas intensas y duraderas es un trauma que no tiene otra manera de expresarse que mediante una pataleta?

Son muchos los motivos por los que los niños acatan el mandato del adulto de silenciar y huir del acontecimiento estresante que acaba de vivir. Recuerdo que hace muchos años, cuando era niño e iba al colegio, viví una situación muy desagradable con una profesora. Yo tendría unos seis o siete años y recuerdo perfectamente cómo mi profesora de Educación Física se enfadó muchísimo conmigo. Tal fue su enfado que me golpeó fuertemente en la cara con una cuerda gorda de escalada. En ese momento, no supe qué hacer. No hui de la situación, pero tampoco me enfrenté a la profesora. Os pongo este ejemplo porque cuando un menor ha vivido una situación estresante en donde se encuentra sin recursos y el adulto, lejos de protegerle, lo que hace es maltratarle, el niño es probable que no cuente lo sucedido por diferentes motivos: no me van a creer, se enfadarán conmigo, me preguntarán qué hice yo antes para que la profesora me pegara, se sentirán decepcionados, me castigarán, dejarán de quererme, me pegarán una paliza mucho peor que la de la profesora y un largo etcétera. El niño tiene tanto miedo a la desvinculación que prefiere callar lo sucedido, a pesar del acto abusivo y maltratante del adulto. A mí me pasó lo mismo. Tenía tanto miedo de cómo iban a reaccionar mis padres que me convertí en cómplice de la «ley del silencio» que perpetra los traumas. Sé que tu lógica te lleva a pensar que si un niño se siente desprotegido, lo más normal es que pida ayuda a su madre o a su padre, pero hay tanto miedo a que sus padres se enfaden con él que es probable que el menor termine silenciando lo ocurrido. El niño no puede darle un sentido ni puede regularse emocionalmente por sí solo; necesita de unos referentes externos que lo hagan por él.

¡Recuerda!
La amenaza de enfado y de que sus padres le abandonen o se desvinculen de él es lo que obliga al menor a silenciar lo ocurrido.

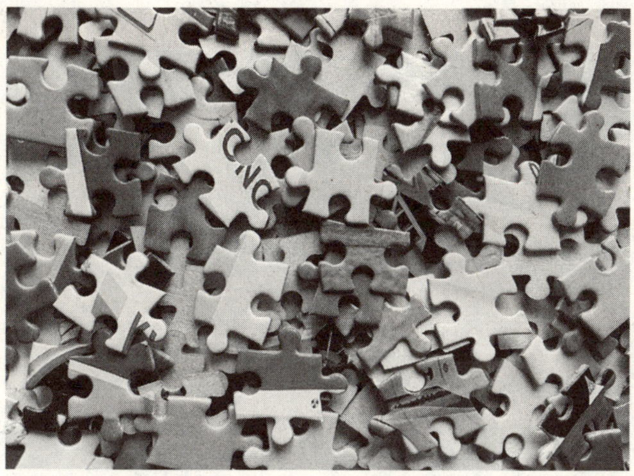

Los acontecimientos traumáticos se pueden dar tanto en la infancia y la adolescencia como en la etapa adulta. Sin embargo, como hemos comentado en los primeros capítulos del libro, la vulnerabilidad y la fragilidad de la infancia hace que en esta etapa de la vida sea más probable que un acontecimiento o experiencia se convierta en traumática que en la etapa adulta. Por este motivo es tan importante integrar lo sucedido, narrar lo que ha sentido el menor y la especularización que llevan a cabo los padres. En este sentido, el trauma es un defecto en la integración de lo vivido, quedando la psique del menor caótica, desintegrada y herida.

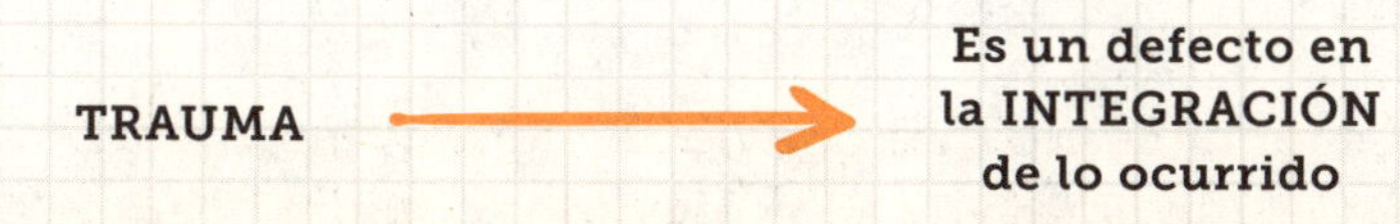

¿Sabías que... el trauma es tan frecuente en la infancia y en la adolescencia que se considera normativo?

IDEAS CLAVE

- Cualquier acontecimiento se puede convertir, potencialmente, en traumático.

- Un suceso o estímulo se convertirá en traumático o no, dependiendo de diversos factores como la personalidad del menor, la edad, sus recursos personales y si reveló el suceso o no, entre otros muchos.

- El trauma es normativo, lo que quiere decir que tanto niños como adolescentes y adultos tenemos traumas.

- La palabra *trauma* proviene del griego y significa «herida».

- El acontecimiento más traumático que puede vivir un niño es la desvinculación de sus padres.

- Lo que convierte un acontecimiento en traumático no es tanto el acontecimiento en sí, sino el hecho de que los adultos obliguen al menor a silenciar lo ocurrido.

- El silencio es lo que convierte algo en traumático, mientras que darle voz a lo sucedido y validar la emoción que siente el menor ayuda a integrar el acontecimiento estresante.

- Uno de los motivos por los que un acontecimiento estresante se convierte en traumático se debe a la «ley del silencio» que nos obliga a callar lo que sentimos y hemos vivido.

- Según Begoña Aznárez, «traumático es, para cualquier ser humano, tener que guardar silencio en relación con cualquier cosa que le ocurre y que le impacta emocionalmente».

- El trauma es un defecto en la integración de la información sensorial, emocional, cognitiva y narrativa.

CAPÍTULO 7

Tipos de trauma

El trauma es un hecho de la vida, pero no tiene por qué ser una condena de por vida.
PETER LEVINE

La inesperada muerte de un hijo

Juan era un hombre de unos cuarenta y pocos años cuando acudió por primera vez a mi consulta. Lo único que sabía de él cuando fui a buscarle a la sala de espera es que su mujer le había pedido cita conmigo para tratar un suceso estresante. Se trataba de un único acontecimiento traumático *(trauma simple)*. Su motivación por venir a consulta no era muy alta. Había vivido un acontecimiento horrible e imposible de superar: se encontró a su hijo de seis meses muerto en la cuna. El pequeño Gabriel sufrió una muerte súbita.

El trabajo de Juan es muy estresante. Es uno de los empresarios más conocidos de nuestro país y es difícil encontrar un hueco vacío en su apretada agenda. Nunca olvidaré la primera sesión que tuve con él. Cuando me presenté en la sala de espera noté desánimo y cierto escepticismo. Al fin y al cabo, Juan había venido porque su mujer quería que viniera. Al sentarse en la silla de mi consulta se cruzó de piernas y me dijo muy seguro de sí mismo: «¿En qué te puedo ayudar?». Fue curioso porque, generalmente, ese es el tipo de pregunta que suelo hacer yo, pero no la que mis pacientes me hacen a mí. A medida que me fui interesando por Juan, se fue relajando y abriendo. El objetivo era procesar el acontecimiento traumático que había vivido con el fallecimiento de su hijo Gabriel. He de reconocer que procesar e integrar este acontecimiento en su vida no fue tarea sencilla. Había mucho dolor y mucha culpa. Juan fue quien encontró a Gabriel sin vida en la cuna. Cogió al bebé, arrancó el coche y se marchó rápidamente al hospital más cercano. Por más que los médicos trataron de reanimar a Gabriel, no hubo manera de salvarle la vida. Juan tenía muchos *flashbacks* y se repetía constantemente preguntas que le hacían sentir mucha culpa: ¿y si me hubiese levantado antes? ¿Hice todo lo que estaba en mis manos? ¿Quizás podría haber evitado que Gabriel muriera? Gracias a la implicación de Juan y su constancia a la hora de venir a terapia, pudimos reducir la intensidad de determinadas emociones: tristeza, miedo, rabia y, sobre todo, culpa. También pudimos disminuir la presencia de pensamientos recurrentes y *flashbacks* mediante la técnica de EMDR. No fue una tarea sencilla, pero he de reconocer que aprendí mucho sobre trauma y resiliencia con él.

La metáfora de los nudos

Explicar qué es un trauma y qué consecuencias tiene una experiencia traumática no es sencillo. Para ello, utilizaré la «metáfora de los nudos» que suelo explicar en cursos y formaciones. Sabemos que el trauma causa una herida emocional que impacta en los diferentes ámbitos de la persona traumatizada, pero también hay repercusiones en el cerebro de la persona afectada. Un trauma pequeño sería como un pequeño nudo en el cerebro que tiene consecuencias en la vida de la persona, sin embargo, permite vivir con él. Es un fastidio tener ese nudo, no obstante, la persona puede tener una buena calidad de vida, aunque posiblemente evitando o huyendo de aquello que lo provocó. En cambio, cuando el trauma es más complejo, estaríamos hablando más bien de un gran nudo en el cerebro de la persona. Ese gran nudo afectará de

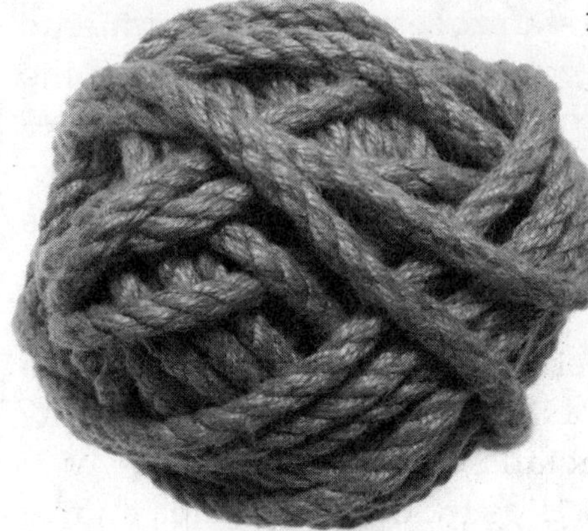

manera más constante e intensa en sus diferentes ámbitos. Evidentemente resultará más sencillo sanar un nudo pequeño que un nudo grande. Con esta sencilla metáfora de los nudos podemos ver la diferencia entre el trauma simple y el trauma complejo que veremos en el siguiente epígrafe.

Clasificación del trauma: simple y complejo

En la literatura científica y en la práctica clínica solemos distinguir dos tipos de traumas: simple y complejo. El «trauma simple» suele producirse cuando aparece un único acontecimiento donde no se permite al menor sentir la emoción (miedo, rabia, asco, tristeza...), se silencia lo acontecido y no se le da al niño una narrativa o explicación de lo ocurrido para que lo integre de manera coherente en su vida. El trauma simple suele ocurrir de manera repentina y no esperada. Tiene tal intensidad emocional que nos rompe por dentro. Ejemplos de este tipo de situaciones estresantes que se convirtieron en traumas simples son los desastres naturales (terremotos, huracanes, erupciones volcánicas, tsunamis), accidentes de coche, abuso sexual, violación, despido laboral, presenciar la muerte de un ser querido, secuestros, robos, operaciones quirúrgicas importantes, explosiones de bombas o gas, etc. Como podéis ver, el abanico de situaciones que pueden convertirse en traumáticas es muy amplio. El fallecimiento repentino e inesperado de Gabriel, el hijo de Juan, por muerte súbita es un caso de trauma simple.

En cambio, el «trauma complejo» se refiere a una experiencia que no suele ser tan impactante como el trauma simple en un primer momento, pero que se produce de manera habitual y recurrente. La característica esencial del trauma complejo es que es sostenido en el tiempo. En el trauma complejo, al no haber un adulto que se haga cargo de sostener el dolor emocional, el menor acaba rompiéndose por dentro, al igual que ocurre en el trauma simple. Algunos ejemplos de trauma complejo son el castigo físico, la negligencia, el abuso de poder, la desprotección, el acoso escolar *(bullying)*, el síndrome de Münchhausen por poderes, el abandono y el maltrato físico. De todas estas formas de maltrato hablaremos detenidamente en el capítulo 9.

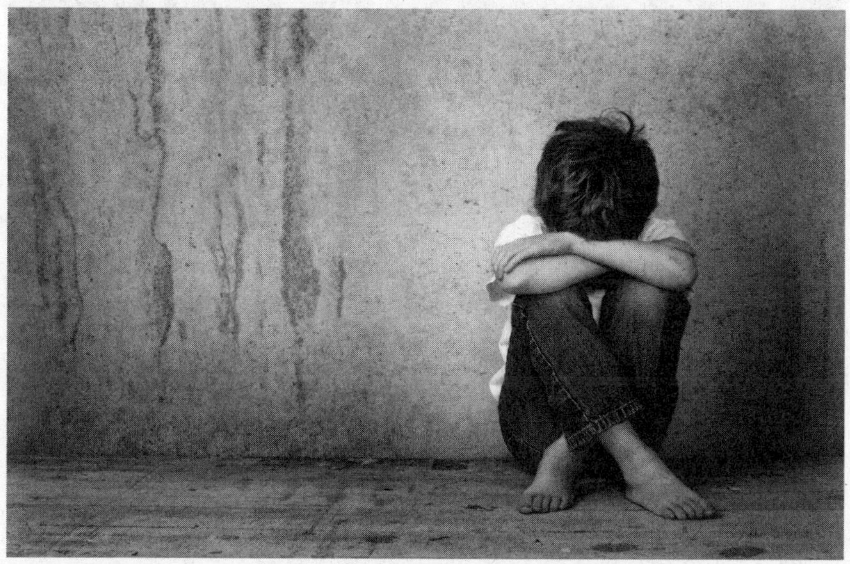

Podríamos simbolizar el trauma simple como un martillazo que damos de manera única, pero intensa, sobre el cráneo del menor. En el trauma complejo no hay un golpe seco de un martillo sino una gotita de agua que cae de manera constante e insistente. Es cierto que podemos pensar que una gota de agua cayendo sobre el cráneo no puede hacer nada, sin embargo, sostenida en el tiempo acaba por atravesarlo. El trauma simple se puede dar a lo largo de todo el ciclo vital, ya que no entiende de edades. Sin embargo, el trauma complejo se suele dar en los primeros años de vida (infancia y adolescencia) que es cuando se está desarrollando el menor y se muestra más vulnerable.

¿Sabías que... al trauma simple también se le conoce como trauma con «t» minúscula, mientras que al complejo se le conoce como trauma con «T» mayúscula?

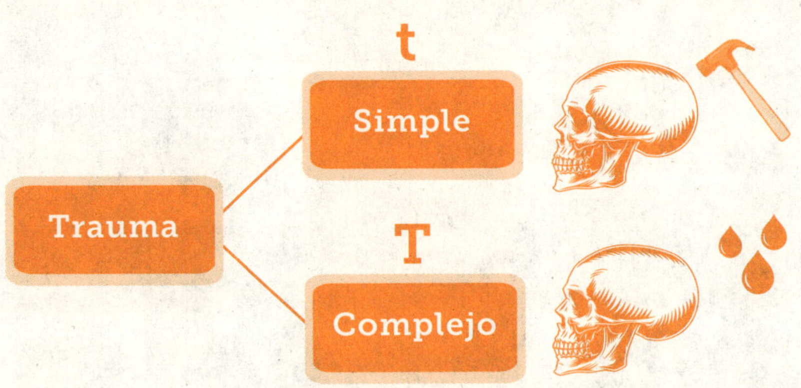

El trauma es transgeneracional

Ya hemos visto cuál es la manera más conocida de clasificar los diferentes acontecimientos traumáticos (trauma simple vs. complejo), aunque existen otras clasificaciones complementarias que ponen de relieve el hecho de que el trauma se transmite de generación en generación. No se adquiere de manera genética, pero un padre que está traumatizado es muy probable que se lo transmita a sus hijos. Como explica Carlos Pitillas en su libro *El daño que se hereda*, existen dos tipos de transmisión de trauma: isomórfico y heteromórfico.

- **Trauma isomórfico:** los padres transmiten a sus hijos sus traumas de idéntica manera a como ellos los adquirieron. Por ejemplo, un padre que fue abusado sexualmente en su infancia repite el mismo patrón con su hijo. Otro ejemplo sería la madre que exige la perfección a su hija porque ella también fue una niña a la que le obligaban a rendir de una manera sobresaliente. Muchos de los casos prácticos que estamos viendo en este libro se corresponden con traumas isomórficos, donde el progenitor replica en sus hijos lo mismo que sus padres hicieron con él.
- **Trauma heteromórfico:** en ocasiones, el trauma cambia de forma entre generación y generación. Por ejemplo, un padre que fue castigado con los métodos más horribles que podamos imaginar transmite a sus hijos su trauma infantil, pero cambiando la forma. En esta ocasión, sobreprotege a sus hijos con tal de que no sufran lo que él vivió en su infancia. Los primeros años de vida del padre influyen, aunque de diferente manera, en cómo crio a sus hijos.

¿Sabías que... hasta un 30 por ciento de los padres traumatizados desarrollan formas idénticas de victimización en sus hijos?

IDEAS CLAVE

- La *metáfora de los nudos* sirve para entender la repercusión que tiene en el cerebro y en la calidad de vida de la persona un trauma pequeño *(trauma simple)* y un gran trauma *(trauma complejo)*.

- Hablamos de *trauma simple* cuando aparece un único acontecimiento significativamente emocional que el menor tuvo que silenciar.

- El *trauma complejo* es una experiencia que se produce de manera habitual y recurrente, como ocurre en el maltrato, la negligencia y el castigo físico.

- Ambos tipos de trauma tienen importantes repercusiones sobre el desarrollo cerebral y sobre la salud mental de la persona traumatizada.

- No podemos olvidar que el trauma se transmite de generación en generación.

- Existen dos tipos de transmisión de trauma: isomórfico y heteromórfico.

CAPÍTULO 8

Síntomas del trauma

Los niños no recuerdan haber recibido un sostén adecuado; lo que recuerdan es la experiencia traumática de no haberlo recibido.
DONALD WINNICOTT

Las autolesiones de Sandra

Sandra es una paciente de veintiocho años muy inteligente, que acude a consulta sintiéndose muy alejada de sus emociones y afectos. Se describe como analítica, controladora e hiperreflexia. «No vivo, solo sobrevivo», me dice en la primera consulta. Al preguntarle por su infancia, Sandra reconoce que no recuerda muchas cosas, salvo algunas puntuales. Lo que vivió en su infancia la obligó a disociarse, motivo por el cual no tiene muchos recuerdos de esa etapa de su vida. Con once años Sandra es abusada sexualmente por su tío en varias ocasiones, lo que hace que conecte con el pensamiento de «no soy suficiente para que se me respete». La magia de los libros de *Harry Potter* le ayuda a huir de la relación tormentosa que tenían sus padres y del abuso de su tío. Reconoce que no le gusta hacer sufrir a las personas y por eso suele complacer a todo el mundo. El ser tan complaciente le dificulta conectar con sus necesidades y poner límites a los demás. Lo cierto es que la complacencia recurrente es una forma de disociación. En una sesión me dijo: «No concibo que la gente me aprecie y valore». Piensa y siente de esta manera porque el cariño y el aprecio no le resultan nada familiares. «Me cuesta mucho pedir ayuda a los demás.» Claro, si desde bien pequeña nadie se hizo cargo de ella y tuvo que ingeniárselas sola para sobrevivir, ahora le resulta extraño pedir ayuda a la gente que la rodea. «No puedo contar con nadie, me tengo que valer por mí misma», me decía habitualmente en consulta.

«Tengo miedo a sentir. Me cuesta conectar con mi cuerpo.» Por este motivo, Sandra se autolesiona haciéndose cortes en los brazos. Como veremos más adelante en este capítulo, la disociación hace que liberemos opiáceos, los cuales nos calman y tranquilizan. Si una persona que está calmada (no disociada) se hace un corte en el brazo, le dolerá y liberará una pequeña cantidad de opiáceos para poder tolerar ese pequeño corte. Le dolerá porque está relajada. En cambio, cuando una persona disociada se corta, liberará una gran cantidad de opiáceos, lo que le hará sentirse bien, relajada y regulada emocionalmente. Los cortes que Sandra se hacía en sus brazos no le resultaban dolorosos, al contrario, eran muy relajantes y gratificantes, pues son una manera muy efectiva de huir del dolor del trauma y de alcanzar la calma. Se convirtieron en su forma preferida de autorregularse.

Los síntomas del nudo traumático

Vimos en el capítulo anterior la «metáfora de los nudos» que hacía alusión a lo que ocurre a nivel cerebral cuando estamos traumatizados. Ahora añadimos que los síntomas del trauma, que desarrollaremos en este capítulo, no desaparecen hasta que se deshaga ese nudo metafórico que tenemos en el cerebro. Los síntomas van a persistir toda la vida salvo que se deshaga el nudo del trauma. Como bien sabéis, ni todo el mundo es consciente de que tiene un trauma ni el que lo sabe está dispuesto a sanar dichas heridas. El propósito de estos síntomas no es otro que informarnos de que algo dentro de nosotros no está bien y por eso llama nuestra atención. Nos asedian los síntomas con el objetivo de que los atendamos para sanar el trauma. Aunque el síntoma estrella del trauma es la disociación, en este capítulo explicaremos también otros síntomas que, frecuentemente, aparecen en personas traumatizadas.

Síntomas
- **Disociación**
- **Hiperactividad**
- **Dificultades para concentrarse**
- **Miedo a la reexperimentación**
- **Vacío**
- **Indefensión aprendida**
- **Otros síntomas**

Disociación

La disociación es el síntoma por excelencia y el más característico de un acontecimiento traumático. La disociación es una estrategia que pone en marcha nuestro cerebro, de manera automática e inconsciente, para evitar el dolor psíquico ante una situación que supera los recursos de la persona. El principal objetivo es evitar la intensidad emocional de la experiencia que estamos viviendo y lo que hacemos es «apagarnos». Así, por ejemplo, la disociación pretende hacer lo menos dolorosa posible la constante humillación que sufre un menor por parte de su padre o maestro. La disociación también entra en juego cuando una mujer está siendo violada. Como veremos en el capítulo 13 cuando expliquemos la «teoría polivagal» de Stephen Porges, si el ataque o la huida no han resultado exitosos, entonces la última estrategia de protección que nos queda es la disociación. No solo nos disociamos ante acontecimientos traumáticos, sino que también nos disociamos en nuestra vida cotidiana cuando nos desconectamos del mundo exterior y nos centramos en nuestros problemas. Sería algo parecido a soñar despiertos. Estoy seguro de que a todos nos resulta familiar la sensación de estar como en una nube y con cierto distanciamiento en relación a lo que estamos viviendo. Es lo que se conoce como «disociación normativa».

¿Sabías que... en la disociación la persona se desconecta de uno mismo, los demás y de todas sus emociones y sensaciones corporales?

Cuando nos disociamos, el cuerpo se prepara para ser atacado y herido. El cerebro manda la señal a la sangre para que se retire de los brazos y las piernas, y para que disminuya el ritmo cardiaco. Además, se liberan endorfinas, unos neurotransmisores que genera el cerebro de manera natural para disminuir el dolor, conseguir una sensación de calma y favorecer un distanciamiento con respecto a lo que está sucediendo. Si recuerdas el caso de Sandra, los cortes que se hacía en sus brazos le permitían alcanzar la calma. Era su mecanismo de autorregulación ante el estrés y la ansiedad.

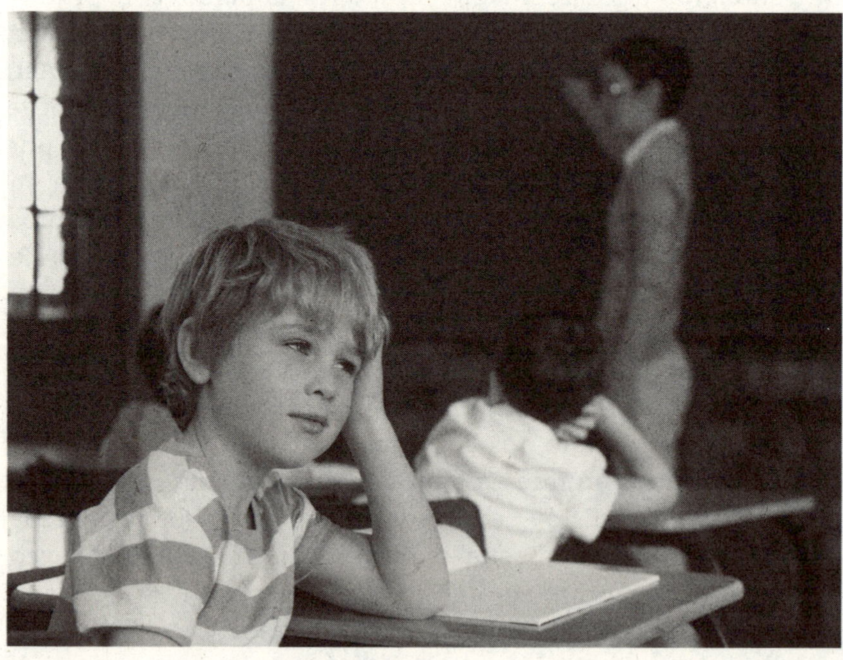

Como hemos visto, la disociación es un mecanismo de defensa estupendo para protegernos, pero no está exenta de efectos secundarios. La disociación permite al niño seguir vinculado a sus padres dejando a un lado su sufrimiento y su dolor, pero el menor se echará a sus espaldas una gran cantidad de síntomas como ansiedad, impulsividad, mal comportamiento, irritabilidad o terrores nocturnos. Los niños que están traumatizados por haber sido maltratados o haber tenido padres negligentes se someterán al cuarto mandamiento del que habla Alice Miller en su libro *El cuerpo nunca miente*: «Honrarás a tu padre y a tu madre». De esta manera, el menor mantiene su vinculación con sus progenitores, pero paga el peaje de sufrir una gran cantidad de síntomas que recuerdan, tanto al menor como a su entorno, que hay un trabajo pendiente por hacer: sanar el trauma.

¡Recuerda!
La disociación es un mecanismo automático que permite a la persona soportar un estímulo o una experiencia estresante que de lo contrario resultaría insoportable.

Cuando una persona se disocia, las áreas cerebrales que antes se inhiben son las del neocórtex, concretamente la corteza prefrontal. Dado que en la corteza prefrontal es donde se ubican las funciones ejecutivas, la persona disociada no puede concentrarse, controlar sus impulsos, planificarse ni siquiera hablar ante la situación estresante que está experimentando. En ese momento, es el cerebro inferior el que se hace con los mandos de nuestro comportamiento y se limita a reaccionar.

Pierre Janet, neurólogo parisino al que ya hemos hecho alusión, desarrolló la teoría de la disociación estructural de la personalidad en donde distinguía dos conceptos: Parte Aparentemente Normal (PAN) y Parte Emocional (PE). Aunque sean conceptos algo más técnicos, considero que es importante que el lector los conozca para entender mejor el trauma

¿Sabías que... las endorfinas que se segregan de manera natural cuando estamos ante una situación potencialmente traumática y nos disociamos son similares a la heroína, ya que consiguen anular el dolor y el miedo, y nos permiten entrar en un estado de calma?

y la disociación. Ante una situación emocionalmente intensa y peligrosa, aparecen estos dos sistemas (PAN y PE) que chocan frontalmente entre ellos con objetivos contrarios. La Parte Aparentemente Normal (PAN) trata de seguir la vida como si nada hubiera sucedido, mientras que la Parte Emocional se echa a sus hombros todo lo experimentado (miedo, rabia, ansiedad, culpa, vergüenza, etc.) y deberá ocultar todo lo que siente. La PAN aparenta normalidad haciendo como si no hubiera pasado nada y obliga a la PE a permanecer en silencio. La PAN mantiene oculta y en la sombra a la PE. La Parte Emocional no quiere ser silenciada y pretende que lo que ocurrió salga a la superficie para hablar de ello e integrarlo.

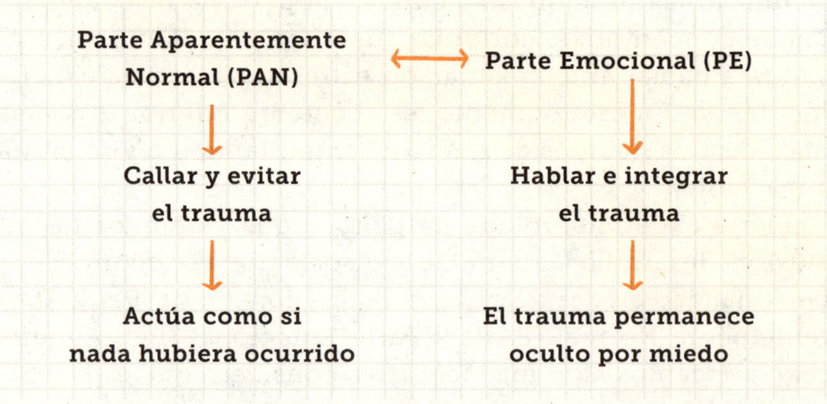

Los niños traumatizados necesitan que su PAN oculte todo el sufrimiento que les causa la PE para seguir manteniendo el vínculo con sus padres. Los menores traumatizados necesitan de la tranquilidad y regularidad de las rutinas, y se alían con la PAN para seguir por la vida como si nunca hubieran sido maltratados, torturados ni abusados sexualmente. Recordemos que la disociación es un mecanismo de defensa que nos permite sobrevivir y seguir vinculados a nuestros padres. Por este motivo, el niño que es maltratado en casa o la niña que ha sido abusada sexualmente por un tío, como en el caso de Sandra, necesita activar su PAN y seguir acudiendo todos los días a la escuela y por las tardes a los entrenamientos de baloncesto para aparentar normalidad, calma y estabilidad. Paralelamente, el menor tendrá una PE que necesita ser legitimada y escuchada; el menor desea con todas sus fuerzas que alguien se haga cargo de todo lo que sucedió. A mayor disociación de una persona, más oculta estará su PE y más activa y controladora será su PAN.

¿Sabías que... lo contrario de la disociación es la integración de recuerdos, experiencias y afectos?

Hiperactividad

La hiperactividad se refiere a un patrón constante de movimiento excesivo que se refleja de diferentes maneras en el niño traumatizado: aumento de la frecuencia cardiaca, dificultades para respirar, tensión muscular, temblores, sudoración excesiva, respiración intensa, etc. Aunque parezca increíble, es normal que el corazón lata más deprisa incluso años después de haber vivido el acontecimiento traumático. La hiperactividad que sigue a un acontecimiento traumático es consecuencia de un cerebro inundado de adrenalina y cortisol. Todo esto lo desarrollaremos en futuros capítulos cuando nos sumerjamos en el cerebro de una persona traumatizada.

¿Sabías que... los niños traumatizados tienen de base muchísimos más latidos cardiacos por minuto que los niños que no han vivido situaciones traumáticas?

Si pidiéramos a una persona que vivó un acontecimiento traumático que recordara dicha situación, el simple hecho de imaginarlo ya aumenta su frecuencia cardiaca. La hiperactividad nos predispone a las reacciones de lucha o huida, ya que ambas opciones requieren aumentar de manera significativa la frecuencia cardiaca. Podríamos decir que la hiperactividad es lo contrario de la disociación. Mientras que la hiperactividad aumenta la frecuencia cardiaca, la disociación disminuye el latido cardiaco y la respiración.

Aumenta la frecuencia cardiaca

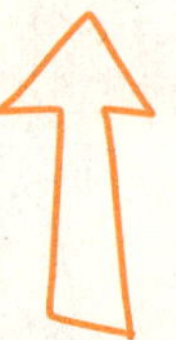

Disminuye la frecuencia cardiaca

Hiperactividad **Disociación**

Dificultades para concentrarse

Uno de los síntomas más frecuentes del trauma es la dificultad para concentrarse en determinadas tareas, especialmente las que resultan desmotivantes y las que exigen dedicación. El trauma suele conllevar una serie de síntomas a nivel cognitivo como la aceleración mental, la preocupación y un aumento de pensamientos inquietantes, además de la mencionada dificultad para concentrarse. Los estudios científicos demuestran que las personas diagnosticadas de trastorno de estrés postraumático (TEPT) muestran más dificultades para concentrarse y para adquirir nuevos aprendizajes. En este sentido, Alexander McFarlane llevó a cabo una investigación muy sencilla en la que trataba de ver diferencias entre adultos diagnosticados de TEPT y adultos sin este diagnóstico. Les pedía que dijeran el mayor número de palabras que se les ocurriese en un minuto que empezaran por la letra «B». McFarlane concluyó que las personas sin TEPT daban unas quince palabras de media, mientras que las personas traumatizadas y diagnosticadas de TEPT respondían una media de tres o cuatro palabras. También se ha visto que la hiperactividad que manifiestan los soldados en su corteza prefrontal es parecida a la de los menores con trastorno por déficit de atención con hiperactividad. Tanto los menores con TDAH como los soldados muestran dificultades para concentrarse en tareas cotidianas y se muestran inquietos e hiperactivos.

¿Sabías que... la dificultad para concentrarse característica de los niños y adolescentes traumatizados es habitualmente diagnosticada como trastorno por déficit de atención con hiperactividad (TDAH)?

Miedo a la reexperimentación

Las personas que han vivido un acontecimiento traumático tienen un gran miedo a volver a sentir lo que vivieron en el pasado y les condicionó su vida. En definitiva, tienen miedo a la reexperimentación. Recibir un golpe puede ser muy duro, pero un segundo golpe puede ser definitivo. Este miedo a la reexperimentación se ve reforzado por frases de personas de su entorno que perpetúan la huida: no pienses más en ello, tienes que pasar página, así son las cosas, trata de olvidar lo que pasó, etc. Estos comentarios, realizados con la mejor de las intenciones, no hacen más que fortalecer la creencia de que no debe pensar en ello y que debe pasar página para superarlo. Nada más lejos de la realidad. Las personas traumatizadas suelen tener miedo a sentir el miedo, la rabia y la tristeza que les ocasionó dicho acontecimiento. Aunque el suceso ocurrió hace semanas, meses, años o quizás alguna que otra década, la persona siente terror y quiere huir como sea de ese miedo.

¿Sabías que... si silenciamos nuestros traumas y nuestras angustias, las pesadillas serán nuestro único punto de conexión con el suceso traumático? Además, estas pesadillas pueden durar toda la vida, salvo que el trauma sea sanado.

Vacío

La falta de conexión que sintieron las personas traumatizadas con sus padres o figuras de apego principales es lo que se conoce como vacío. Ya hemos comentado que el ser humano tiende a conectarse con sus padres por cuestiones de pura supervivencia. Es por ello por lo que necesitamos adultos que sintonicen, atiendan y ejerzan de espejos fieles de aquello que sentimos. Las personas traumatizadas suelen sentir ese vacío y esa desconexión de sus padres como vimos con el caso de Julen en el capítulo 4.

En ocasiones, el vacío característico del trauma es «solucionado» por el afectado con alguna adicción, como, por ejemplo, consumiendo porno, bebiendo alcohol o esperando un «Me gusta» en sus redes sociales. La angustia y el vacío del trauma deben ser sanados, pero mientras uno es consciente o se hace responsable, quizás pueda caer en una adicción con o sin sustancia. El consumo aporta a la persona un placer intenso y súbito, aunque no soluciona el problema de raíz de la persona. A su vez la adicción agrava más si cabe el problema, ya que te hace sentir bien muy rápido y sin apenas esfuerzo, además de permitirte huir del problema. Recordemos, como decíamos antes, que las personas traumatizadas tienen miedo a la reexperimentación de lo sucedido. La adicción no es una solución adaptativa, ni mucho menos, pero sí que es un parche para una situación difícil y desagradable que la persona traumatizada gestiona de la mejor manera que sabe. Hablaremos más adelante en el capítulo 15 del «bucle de la reivindicación» que tiene mucho que ver con esto.

Indefensión aprendida

La persona traumatizada siente que haga lo que haga no tiene el control para cambiar lo que siente ni su futuro inmediato. A esto se le conoce con el nombre de «indefensión aprendida». El psicólogo Martin Seligman y sus colaboradores de la Universidad de Pensilvania investigaron sobre este concepto y sus repercusiones. Para ello, Seligman y su equipo metieron a dos ratas en jaulas separadas. En la jaula A, cada vez que la rata presionaba la palanca para obtener comida recibía una descarga eléctrica y, posteriormente, le llegaba la comida. La descarga eléctrica le provocaba estrés, pero la rata tenía el control sobre cuándo recibir la descarga (al presionar la palanca). Podríamos decir que la rata de la jaula A decide cuándo recibir esas descargas. Sin embargo, la rata de la jaula B obtenía una descarga eléctrica cada vez que la rata de la jaula A presionaba la palanca de la comida. La rata de la jaula B no tenía ningún control sobre las descargas, pues no dependían de ella sino de su compañera. Las ratas de la jaula B adquieren lo que Seligman y sus colegas bautizaron como *indefensión aprendida*, en donde sentimos que no tenemos control sobre lo que nos sucede. Como bien se habrá imaginado el lector, la indefensión aprendida está en la base de la depresión. Además, la indefensión aprendida es uno de los síntomas más frecuentes que padecen las personas traumatizadas.

¿Sabías que... el trauma nos deja la sensación de que no tenemos ningún tipo de control sobre nosotros mismos ni sobre el futuro? Nos deja en una situación de indefensión aprendida.

Otros síntomas de las personas traumatizadas

La variedad de síntomas que sufren las personas con traumas es muy amplia. Además de los síntomas que hemos desarrollado en este capítulo, a continuación, enumeramos algunos otros que también se pueden dar en personas traumatizadas:

- Trastornos del sueño: pesadillas, terrores nocturnos, etcétera.
- Sensación de estar colapsado.
- Hipervigilancia.
- Imágenes intrusivas: *flashbacks*, pensamientos recurrentes.
- Sensibilidad extrema hacia la luz o el sonido.
- Cambios del estado de ánimo repentinos.
- Irritabilidad.
- Actividad sexual exagerada o disminuida.
- Baja autoestima.
- Ataques de pánico.

- Fobias.
- Sentimientos de desconexión: «quedarse en blanco».
- Conductas evitativas.
- Adicciones.
- Evitación constante: evadir pensamientos, personas y lugares relacionados con la situación traumática.
- Amnesia.
- Baja tolerancia al estrés.
- Enfermedades psicosomáticas: dolor de cabeza, migrañas, problemas en la espalda, alteraciones en la piel, etcétera.

¿Sabías que... el dolor de tripa y los dolores de cabeza son habituales en menores y adultos que han vivido una situación traumática?

IDEAS CLAVE

- La sintomatología que tiene el trauma es muy amplia y depende mucho del acontecimiento en sí y de la persona traumatizada.

- El síntoma más habitual en el trauma es la disociación.

- La disociación es una estrategia que pone en marcha nuestro cerebro, de manera automática e inconsciente, para evitar el dolor psíquico ante una situación que supera los recursos de la persona.

- La disociación nos ayuda a «apagarnos» como mecanismo de defensa para evitar el dolor.

- La disociación normativa se da en situaciones de la vida cotidiana donde la persona se desconecta del mundo exterior para centrarse en sus conflictos internos o problemas.

- Pierre Janet desarrolló la teoría de la disociación estructural de la personalidad en donde distingue entre la Parte Aparentemente Normal (PAN) y la Parte Emocional (PE).

- La Parte Aparentemente Normal (PAN) es la que ayuda al menor a seguir su vida cotidiana como si nada estuviera sucediendo y escondiendo todo su dolor.

- Por su lado, la Parte Emocional (PE) es la que sufre y siente todo el miedo, la angustia, la rabia y la ansiedad.

- Los niños traumatizados necesitan que su PAN oculte todo el sufrimiento que les causa la PE para seguir manteniendo el vínculo con sus padres.

- Las personas traumatizadas suelen mostrarse hiperactivas, ya que el trauma activa las zonas cerebrales inferiores y desactiva las zonas cerebrales relacionadas con el pensamiento y las funciones ejecutivas.

- Los problemas de concentración son otras de las consecuencias que suelen tener las personas traumatizadas, motivo por el cual, a veces, se confunden con el TDAH.

- Una persona traumatizada tiene un gran miedo a la reexperimentación. Es más, su cuerpo se activa con la misma intensidad que se activó ante el acontecimiento traumático.

- La sensación de vacío y la indefensión aprendida son síntomas que, a menudo, también tienen los menores y los adultos que han sufrido traumas.

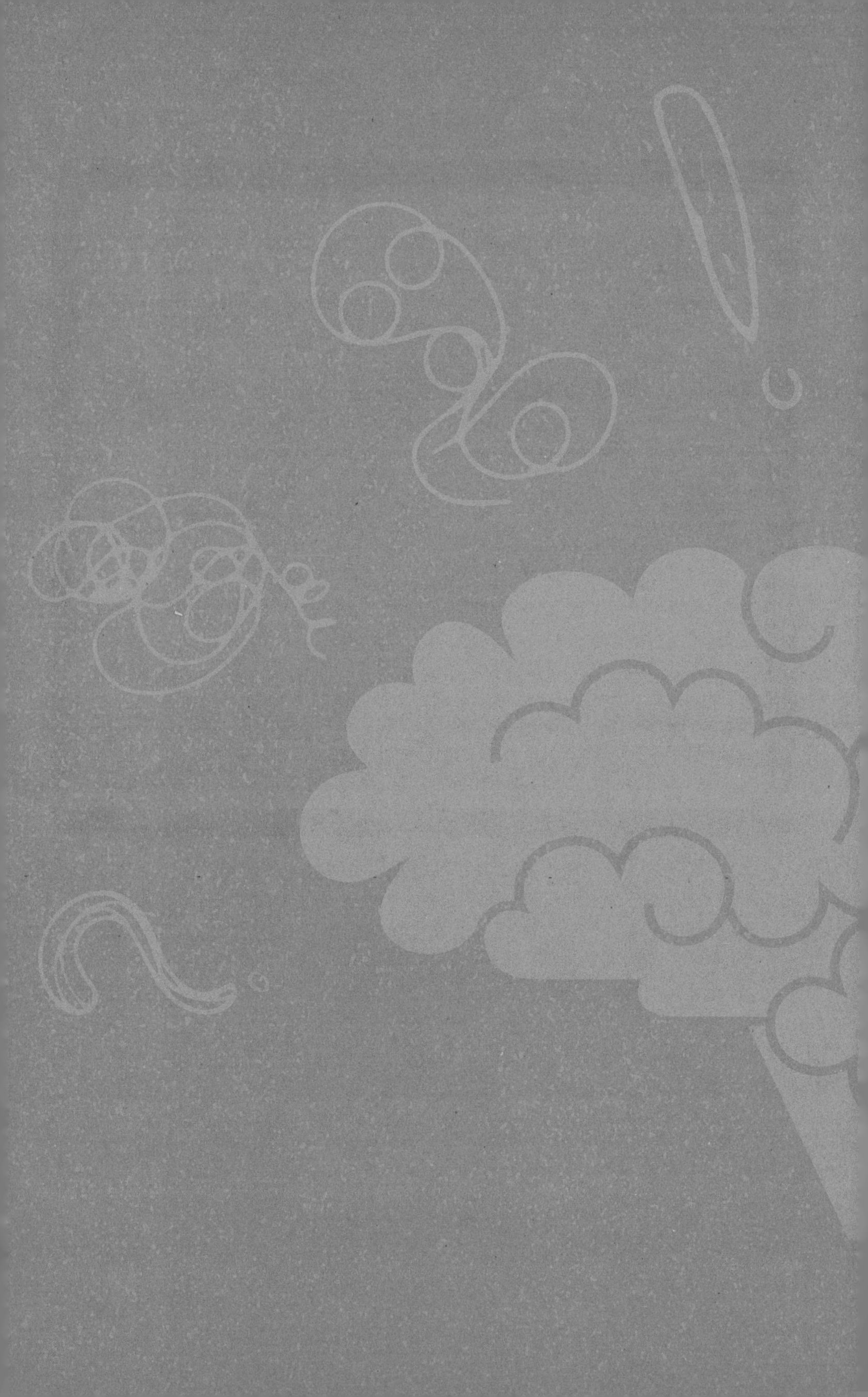

CUARTA PARTE:

Dos viejos conocidos: maltrato y apego inseguro

CAPÍTULO 9

Formas de maltrato

¿De dónde sacamos la loca idea de que, para que un niño se porte bien, primero tenemos que hacerle sentir mal?

JANE NELSEN

No, yo no fui maltratado por mi padre

Hace unos años recibí en mi consulta a Sergio, un varón de unos cuarenta y cinco años. Hicimos juntos un trabajo muy bonito, pero a la vez muy duro, conectando y sanando su infancia. Cierto es que su motivo de consulta nada tenía que ver con su infancia traumática. El motivo por el que consultaba Sergio era la manera de planificar una oposición a maestro a la que se iba a presentar en un año. Sergio estaba diagnosticado de TDAH desde que tenía seis años y a los doce le empezaron a medicar. Tenía muy asumido su TDAH, pero no quería que esto le pasara factura en la oposición que se estaba preparando. Me gusta mucho conocer y comprender la infancia y la adolescencia de mis pacientes, por lo que le pregunté por su padre, su madre y cómo era él de pequeño. De manera inmediata me dijo que sus padres eran muy exigentes con él en los estudios y en el deporte. En la quinta sesión me dijo: «Aquel día mi padre me pegó una gran paliza. Yo había salido con mis amigos a jugar, pero me despisté con la hora y llegué mucho más tarde a casa de la hora acordada. Cuando me vio, me pegó tal paliza que bajé rodando por la escalera. Yo tendría unos siete u ocho años. Recuerdo ese día como si fuera ayer. No fue la única vez que mi padre reaccionó de esa manera». En ese momento, cuando Sergio acabó de hablar visiblemente afectado por lo que estaba recordando, le pregunté: «Sergio; ¿consideras que tu padre te maltrataba?». Su respuesta fue rápida y tajante: «No». Al cabo de unos segundos continuó hablando: «No considero que me maltratara. Mi padre me pegaba en ocasiones, pero no de forma habitual. Yo era un niño muy inquieto y me portaba muy mal». En ese momento, me di cuenta de que Sergio aún no estaba preparado para asumir que su padre le maltrataba. Solo necesitaba tiempo. La palabra «maltrato» es demasiado fuerte como para aceptarla sin más. No es fácil hacerse cargo. «Yo era un niño muy inquieto, impulsivo y difícil. Tenía TDAH. Era un rabo de lagartija, no paraba quieto ni un segundo. De alguna manera me tenía que educar y disciplinar.» La Parte Aparentemente Normal de Sergio estaba luchando a capa y espada por seguir manteniendo en la sombra su Parte Emocional. Vamos, nada diferente a lo que llevaba haciendo desde que tenía uso de razón. Su cuerpo y su Parte Emocional sabían que su padre lo maltrataba tanto física como psicológicamente, sin embargo, aún no podía reconocerlo. Curiosamente (o no), algunas sesiones más tarde, llegó a consulta y me dijo: «Rafa, he estado pensado mucho en las palizas que me daba mi padre cuando me portaba mal y no le hacía caso. He llegado a la conclusión de que me ha estado maltratado durante toda mi infancia. Me ha destrozado la vida. Yo siempre lo he defendido, pero me he dado cuenta de que la víctima era yo, no él». Todo esto me lo dijo Sergio de manera directa y convencida. Se mezclaba la tristeza y el alivio en su discurso. La tristeza por tener que hacerse cargo de que su padre lo había maltratado y el alivio por haber entendido que no era malo y que no fue culpa de él. Ahora Sergio sí que se podía hacer responsable de todo lo sucedido. Ya no era un niño, pero sí que tenía un niño en su interior que estaba muy herido con una mezcla de tristeza, rabia, miedo, odio hacia sí mismo y vergüenza. A ese niño interior fue al que tuvimos que atender en el proceso psicoterapéutico. Desde ese preciso momento, su diagnóstico de TDAH se rompió en mil pedazos. Sergio entendió su infancia y las repercusiones de las primeras relaciones con sus padres. Le habían diagnosticado de TDAH años atrás y esta etiqueta no había sido más que un cómplice perfecto para seguir huyendo de su Parte Emocional. Sergio me dijo «ya no quiero más tristezas en mi vida, solo quiero ser feliz», pero para sanar estas heridas emocionales de la infancia teníamos que hacer un trabajo profundo y difícil.

La normalización de los malos tratos en la infancia

El miedo compartido por todos los niños es perder el vínculo con sus padres y que estos dejen de quererlos. Las diferentes formas de maltrato o abuso no harán que se pierda el vínculo entre padres e hijos, pero sí que dicho vínculo se vuelva inseguro y dañino. A pesar del daño que algunos padres infligen a sus hijos, el ser humano está diseñado para quedarse con los aspectos positivos de estos y que pasemos por alto, e incluso justifiquemos, los aspectos negativos y sus actos negligentes o abusivos. El hecho de haber padecido en primera persona en la infancia el abuso, la violencia, el maltrato o la negligencia suele dificultar que la persona pueda vincularse de manera sana y estable con los demás, incluyendo con sus hijos. Desgraciadamente, muchas personas normalizan y justifican los malos tratos por el hecho de haberlos experimentado ellos mismos con frases del tipo: «mi padre me pegaba y yo no estoy traumatizado», «me pegaba porque me quería» o «mi madre ponía castigos ejemplares y siempre le agradeceré los valores que aprendí». Justifican los malos tratos en la infancia por el simple hecho de estar traumatizados. Lo peor de todo es que no son conscientes de ello. Como hemos visto en el caso de Sergio, hasta incluso la propia víctima puede llegar a normalizar y justificar el maltrato que recibe por parte de sus padres.

¿Sabías que... los daños que se producen en las relaciones se deben reparar en las relaciones, aunque sea con personas diferentes?

Los malos tratos en la infancia tienen sus consecuencias en la etapa adulta. El ser humano tiende a aquello que le es familiar. Aunque resulte difícil comprenderlo, si un niño está habituado al maltrato, las amenazas y el caos, es más que probable que busque relaciones que cumplan con estas características. En consulta veo a muchos adultos que han sido maltratados en sus infancias y que ahora, siendo adultos, acaban en relaciones donde son anulados y maltratados porque es a lo que están acostumbrados. Estas personas, por difícil que sea de creer, pueden llegar a huir de relaciones, sean de pareja o de amistad, en donde les tratan bien y con respeto porque se sienten incómodos.

¡Recuerda!
Al ser humano le atrae aquello que le resulta familiar, aunque lo familiar sea algo destructivo y nocivo.

El síndrome de la rana hervida

El ser humano tiene una gran capacidad para adaptarse a los cambios y aguantar situaciones muy desfavorables. El problema es que, en ocasiones, el maltrato es tan sutil y progresivo que no somos conscientes de que nos dirigimos a la boca del lobo o de que ya estamos dentro de ella. Creo que el síndrome de la rana hervida nos ilustra muy bien todo esto que estoy explicando. Imagina que metemos una rana en una olla con agua hirviendo. ¿Qué creéis que hará la rana al entrar en contacto con agua muy caliente? Efectivamente, tratará de salir como buenamente pueda. Es posible que

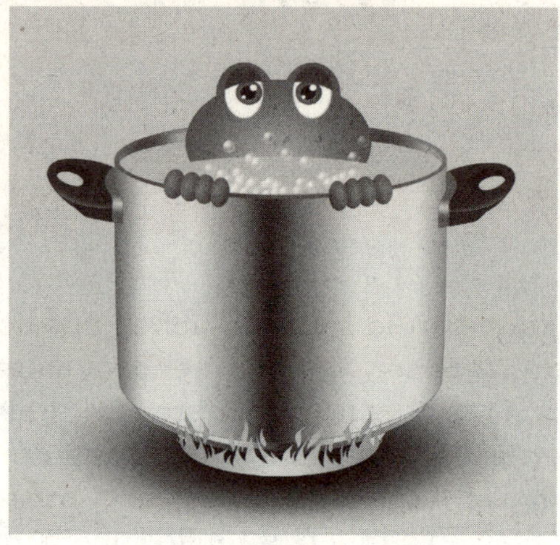

no consiga salir ni sobrevivir, pero tenemos por seguro que será consciente de que el agua hirviendo ha puesto su vida en peligro. Ahora bien, imagina que colocamos otra olla con agua tibia a fuego lento. Si metemos una rana en agua templada, ¿creéis que tratará de huir? Posiblemente no, porque la temperatura del agua no supone un peligro para la rana. Lo que tiene de diferente esta segunda rana es que comienza en un agua templada, pero el fuego bajito a la que está puesta la olla tiene una programación establecida. Cada dos horas el fuego incrementará medio grado la temperatura del agua. ¿Sabéis qué le ocurrirá a esta rana? Que tarde o temprano morirá. Y lo peor de todo es que morirá sin ser consciente de ello. Los cambios tan sutiles de temperatura a los que se ve sometida el agua donde está la rana hacen que esta no sea consciente y, por lo tanto, no se active para buscar una salida como sí lo hizo la primera rana. Esta segunda rana, que muy probablemente morirá hervida, representa las situaciones negativas a las que, frecuentemente, nos vemos sometidos en nuestras vidas tanto menores como adultos. Llegamos a soportar carros y carretas, pero, a veces, pagando el precio de nuestra propia vida.

A continuación, podéis ver un esquema con las formas más habituales de maltrato que desarrollaré en el resto del capítulo:

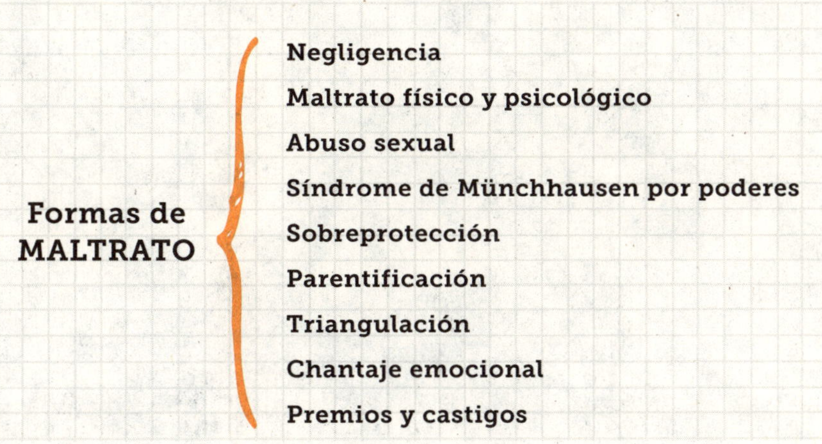

Negligencia

Los menores que sufren abandono emocional no reciben los cuidados físicos y las atenciones afectivas que precisan. Son padres que no atienden el llanto de sus hijos, no les sonríen, no son alimentados de manera adecuada o se dirigen a ellos con frialdad y agresividad. Les mandan el mensaje implícito de que les molestan y de que no son dignos de ser queridos. Desgraciadamente, los niños que han sido víctimas de negligencia o abandono emocional no se han sentido vistos ni atendidos. Tampoco han contado con alguien que les haya permitido explorar el entorno en el que se encontraban ni que les legitimara su curiosidad. Aguilar Cárceles (2009) define la negligencia o abandono como la «omisión del deber de supervisar y/o atender las necesidades del menor, efectuada por aquella persona encargada legalmente de satisfacer tales aspectos, quedando afectados su desarrollo y bienestar por dicha carencia o cuidado mínimo requerido tanto a nivel físico como psicológico. Esta categoría englobaría los siguientes

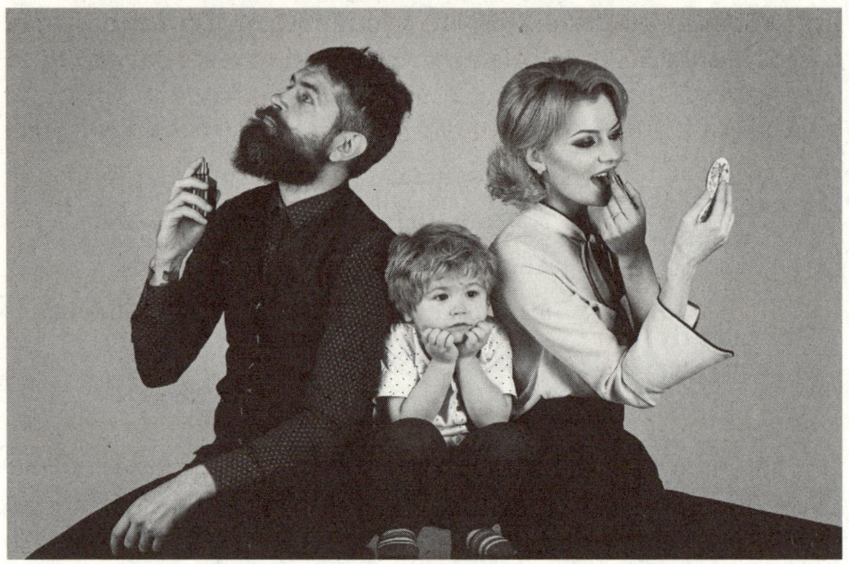

comportamientos: abandono temporal o permanente; desatención grave de necesidades médicas, higiénicas, nutricionales o educacionales; permiso tácito de conductas desadaptativas (delincuencia, uso de drogas...). Es muy frecuente que este tipo de maltrato se solape con el abandono emocional, desatendiendo de este modo las necesidades afectivas y emocionales del menor involucrado».

La negligencia por parte de los padres puede ser deliberada o inadvertida. En ocasiones, leemos en la prensa casos terribles de abandono emocional deliberado, pero, a veces, la negligencia se debe al desconocimiento de los adultos sobre las atenciones mínimas que necesitan los menores. Los niños que han sido víctimas de la negligencia de sus padres necesitan ser estimulados físicamente, así como ser mecidos y sujetados de forma suave. No es tan importante la edad que tenga el menor como las carencias que presente. Por ejemplo, en ocasiones mecer a un niño de seis o siete años que ha sido abandonado emocionalmente y que por lo tanto está traumatizado es de lo más terapéutico que se puede hacer.

¡Recuerda!
La infancia es el periodo de la vida donde nuestro cerebro es más vulnerable y, por lo tanto, la influencia de la negligencia o el abandono emocional es mayor.

Un niño que ha tenido la mala suerte de crecer con unos padres negligentes presenta un cerebro con niveles de dopamina y noradrenalina por encima de la media, lo que explica que muchos niños traumatizados se muestren hiperactivos como vimos en el capítulo anterior. Además, estos niños pueden llegar a comportarse de manera muy violenta y amenazante debido a que su cerebro produce una gran cantidad de adrenalina. Cierto es que cuantos menos cuidados y atenciones reciba un niño, más probable es que se comporte de manera agresiva y desafiante con sus padres y maestros. Como siempre explico, los «malos comportamientos» de los niños no son más que mensajes encriptados de petición de ayuda, aunque los adultos lo etiquetemos como «conducta negativista» o «niño maleducado».

¿Sabías que... el refuerzo más potente que puede recibir un niño es la atención, el cariño y el respeto de sus padres? Por el contrario, lo que más puede dañar al menor es la pérdida de cariño y aprobación por parte de sus adultos de referencia.

Maltrato físico y psicológico

El maltrato físico puede ser ejercido por un miembro de la familia o por alguien que tiene contacto habitual con el menor, provocándole un daño físico evidente. Ya hemos visto en anteriores capítulos que dado el gran miedo que tiene el niño de perder el vínculo con sus padres, a pesar de que estos ejerzan sobre él algún tipo de maltrato, el niño siempre se va a culpar a sí mismo del trato que le están propinando sus madres. Acordaos de cómo Sergio justificaba las palizas que le propinaba su padre porque «era un rabo de lagartija» y «muy malo». De alguna manera, su padre tenía que aplicar disciplina para cortar dicho comportamiento. Por eso, es frecuente que los niños justifiquen el maltrato físico y/o psicológico hacia ellos: «me pegaban por mi bien», «fue mi culpa», «yo no era un niño fácil», etc. Cualquier pensamiento que libre de culpa a sus padres y que ponga el foco en los menores, les sirve. Que el niño se culpe a sí mismo es más seguro para permanecer vinculado a sus padres. Por este motivo es frecuente que los niños maltratados crezcan con un gran odio hacia sí mismos y no hacia los verdaderos perpetradores: sus padres. La supervivencia es más importante que estar bien y en calma. El menor siempre va a defender a su padre a pesar de lo que este puede hacer con él. Le debe la vida y su lealtad.

El maltrato o abuso psicológico va a afectar al desarrollo del menor y causará una herida psicológica que deberemos tener en cuenta a la hora de trabajar con él. A nivel cerebral, se ha visto que los niños que han sido maltratados, ya sea física y/o psicológicamente, tienen unas amígdalas cerebrales mucho más grandes y reactivas que los niños que han tenido la suerte de crecer en un entorno donde imperaban los buenos tratos. Los niños que han sido maltratados tienen menor cantidad de sustancia blanca en el cerebro (milena), lo que provoca que la conexión entre neuronas sea más lenta y la comunicación sea menos eficaz.

Abuso sexual

Definimos el abuso sexual como cualquier acto sexual entre un menor y un adulto en sus diferentes formas (explotación sexual, masturbación delante de un menor, violación, etc.). Se estima que en torno a un 20 por ciento de los niños y las niñas son víctimas de abuso sexual en todo el mundo. Son cifras aterradoras que demuestran lo desprotegidos que están nuestros menores. A continuación, reflejo algunos de los datos publicados por la ONG Save The Children en el informe *Por una justicia a la altura de la infancia* de octubre del 2023 sobre el abuso sexual infantil en España que merece la pena tener en cuenta:

- La edad media a la que comienzan los abusos es a los once años.
- El 80 por ciento de los agresores son personas conocidas o del entorno familiar del menor.
- El 96 por ciento de los abusadores no tiene antecedentes penales relacionados con violencia sexual.
- En el 80,3 por ciento de los casos analizados, la víctima es una niña o una adolescente.

En caso de que se haya producido un abuso sexual es importante que el menor tenga la posibilidad de revelarlo a algún adulto que le pueda creer y darle la protección que necesita. El problema es que, en ocasiones, los adultos no creemos a los niños cuando nos cuentan que alguien del entorno familiar ha abusado sexualmente de ellos. No podemos perder de vista que a los niños no les gusta meter a los padres en problemas, motivo por el cual no siempre lo van a contar. Las mujeres que han sido víctimas de violaciones o los niños que han sufrido abuso sexual tratan de no pensar en lo que les ocurrió ni recordar lo que sintieron en ese momento. Activan su Parte Aparentemente Normal para seguir adelante como si nada hubiera sucedido. Hace falta mucho valor y tener a un adulto que confíe en ellos de manera incondicional para que puedan contarlo, ya que esos recuerdos conllevan mucha culpa, vergüenza, asco y odio. Cuando se impide expresar estas emociones tan intensas y la persona se ve obligada a cargar con ellas, es posible que se desarrollen cuadros de ansiedad, estrés, tristeza, etcétera.

¿Sabías que... la probabilidad de abuso sexual es más alta en las niñas que en los niños?

Sí, efectivamente, la probabilidad de abuso sexual es más alta en las niñas que en los niños. De hecho, los estudios concluyen que las mujeres adultas tienen siete veces más probabilidad de ser violadas si fueron abusadas sexualmente en su infancia. Además, estas mujeres sufren también la mala praxis de los profesionales de la salud mental que, una vez más, damos la espalda al trauma, diagnosticando y disfrazándolo de cualquier otra cosa menos de lo que realmente es. Por ejemplo, un porcentaje importante de las personas que han sido diagnosticadas de obesidad mórbida esconden un pasado de abusos sexuales en su infancia. Otro ejemplo son los casos de personas que han sido diagnosticadas de trastorno límite de la personalidad (TLP), donde se ha visto que muchos de estos pacientes narraron graves historias de maltrato y abuso sexual en sus infancias. También se ha visto que tener una historia de abuso sexual es un importante factor para predecir intentos de suicidio. Estos pacientes reconocen que en su infancia no tuvieron la sensación de sentirse seguros, más bien se sentían abandonados y teniendo que valerse por ellos mismos.

¿Sabías que... uno de los indicios de que un menor ha sufrido abusos sexuales es que aparezca un deseo y un comportamiento sexual recurrente antes de la etapa adolescente?

Síndrome de Münchhausen por poderes

Este síndrome recibe el nombre en honor al barón alemán Karl Friedrich von Münchhausen, quien vivió en el siglo XVIII y era popularmente conocido por los relatos fantásticos de exuberancia que contaba. Una de las necesidades que tiene el ser humano es la de ir ganando autonomía. Los niños, desde bien pequeños, quieren aprender a hacer las cosas por sí mismos. De ahí que, en no pocas situaciones, nuestros hijos nos digan «yo solito». Las personas que están diagnosticadas de síndrome de Münchhausen por poderes no soportan que sus hijos crezcan, maduren y vayan necesitando menos a sus padres. Es por ello por lo que no fomentan en absoluto la necesidad de autonomía y curiosidad en sus hijos.

¿Sabías que... un porcentaje alto de las personas que tienen el síndrome de Münchhausen por poderes son mujeres?

La actitud y el comportamiento de las madres que tienen síndrome de Münchhausen con sus hijos puede llegar a ser muy grave. Hacen todo lo que esté en sus manos para evitar que el menor vaya reduciendo la dependencia que siente hacia ella. Pueden llegar a propinarles golpes, heridas o roturas de huesos y a provocarles enfermedades y/o discapacidades con tal de llamar la atención de los demás e impedir que el menor se desarrolle de manera sana. Por supuesto, una madre con este síndrome ni fomenta la autonomía ni confía en su hijo. Tiene la patología de ser necesaria e imprescindible para el menor, para lo cual le ridiculiza y le hace creer que no es nadie sin su madre. Es muy probable que estas madres no fueran vistas ni atendidas en su infancia, incluso que fueran abusadas sexualmente o víctimas de maltrato o negligencia, motivo por el cual necesitan ejercer de cuidadoras perpetuas.

A modo de anécdota, yo creo que la madre Gothel, la madre adoptiva de Rapunzel en la película de Disney *Enredados,* tiene síndrome de Münchhausen por poderes. Es una pena que no sea mi paciente para poder comprobarlo ;-)

¿Sabías que... en torno a un 9 por ciento de los hijos de madres que están diagnosticadas de síndrome de Münchhausen por poderes mueren por los actos negligentes e imprudentes de sus progenitoras?

Sobreprotección

El miedo es libre. Desde luego que sí. Además, todos los miedos son legítimos. Aun así, debemos saber que los padres somos los responsables de gestionar tanto nuestros miedos como los de nuestros hijos. Si mamá y/o papá tenemos dificultades para sintonizar, entender y permitir los miedos que tienen nuestros hijos, tenemos un problema. Bajo mi punto de vista, solemos entender mal lo que es la sobreprotección. Generalmente, entendemos la sobreprotección como el acto que llevamos a cabo los adultos en donde protegemos de más a nuestros hijos, alumnos, sobrinos, nietos, etc. No estoy de acuerdo porque esta idea implica que el adulto ha conectado con lo que siente el menor, pero no creo que realmente sea así. Entiendo la sobreprotección como el acto donde el adulto, más que conectar con lo que necesita y siente el menor, conecta con sus propios miedos. Protejo en exceso a mi hijo no porque él lo necesite, sino porque yo estoy muerto de miedo. La sobreprotección es una manera inconsciente que tiene el adulto de adquirir el control de la situación y por eso proyecta sus propios miedos sobre el menor. En realidad, las conductas que lleva a cabo el padre sobreprotector no son nada protectoras, por lo menos para el niño. Los padres sobreprotectores se calman a sí mismos cuando actúan de esta manera, sin embargo, no calman ni ayudan a sus hijos. Es cierto que el discurso de estos padres es que todo lo hacen por el bienestar del niño. Y no me cabe la menor duda. Son padres muy implicados en la crianza de sus hijos, pero cuyas acciones van encaminadas a calmar sus propias ansiedades.

¿Sabías que... los padres sobreprotectores suelen desarrollar un apego inseguro de tipo ansioso ambivalente en sus hijos?

Imagina la siguiente situación hipotética que suelo poner para explicar qué es la sobreprotección. Tu hijo está en una habitación solo. Siente miedo porque es de noche y empieza a pensar que un fantasma o un ladrón le pueden hacer daño. Si metafóricamente tu hijo nos dijera que el número de guardianes que necesita en la puerta de su habitación para dormir tranquilo fueran tres, te pregunto: ¿cuántos vigilantes pondrías en su puerta? Seguramente hayas pensado en tres, que son los que realmente necesita, ¿verdad? Bien, bien hecho. Has conectado con su necesidad y has sido responsivo o contingente. Los padres y las madres sobreprotectores suelen sentir que sus hijos necesitan más guardianes. Tres les resultan pocos. Proyectan sus miedos, ya que no conectan con sus hijos sino con sus propios miedos. Esto es la sobreprotección, un fallo en la sintonización y, por lo tanto, una forma de maltrato que afecta a un porcentaje importante de la población. Son muchas las consecuencias que tiene la sobreprotección sobre nuestros hijos, pero podemos destacar una disminución de su autoestima, pobre autocontrol, bajo autoconcepto y la limitación de manera significativa de necesidades básicas como la autonomía, el empoderamiento y la identidad. En definitiva, no les dejamos crecer de manera sana y natural.

Parentificación: cuando se invierten los roles en la familia

Aunque los padres somos los que debemos tener el control y ayudar a nuestros hijos a gestionar el cerebro tan caótico que tienen desde antes de nacer, no siempre disponemos de esas habilidades y destrezas. En la parentificación o inversión de roles, el menor se ve obligado a tomar el control de la familia y a asumir el rol de adulto cuando es algo que no le corresponde. Es una cuestión de supervivencia pura y dura. A veces, a los progenitores les resulta muy difícil sostener los límites entre padres e hijos y tratan a su hijo como a un colega. Desgraciadamente, en algunas familias, los niños se ven obligados a tomar las riendas de su casa, ejerciendo de padres de sus propios padres y también de sus hermanos más pequeños. Son los niños los que calman a sus padres cuando se desregulan, escuchan sus problemas con el trabajo y hasta les suplican que dejen de consumir drogas o de maltratar a su madre y/o hermanos.

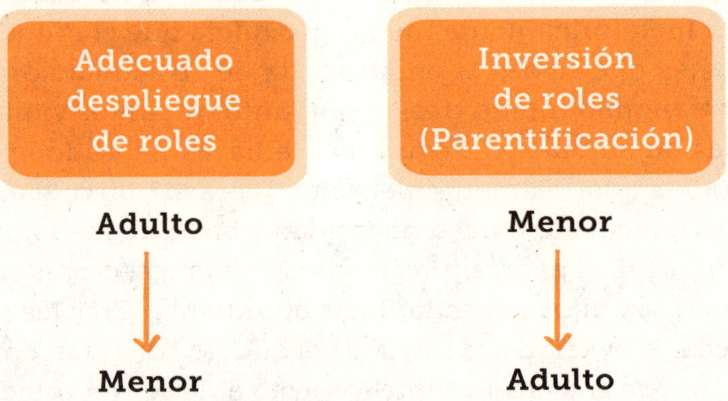

Las siguientes frases que dicen los adultos a los niños son ejemplos de parentificación: «no llores porque no me ayudas de esa manera», «eres el hombre de la casa y tienes que ser fuerte», «tienes que cuidar de tu madre ahora que lo está pasando tan mal con la muerte del abuelo» o «tienes que protegerme; sin tu ayuda no podré conseguirlo». En todos estos ejemplos vemos el gran peso que recae sobre el menor. Como bien dice Alice Miller, desde que nuestros hijos nacen les exigimos que nos quieran, nos obedezcan y nos honren. Les pedimos que carguen con expectativas que no les corresponden. Debemos estar muy atentos a la parentificación, pues es muy sutil y difícil de detectar. La inversión de roles está muy bien vista en nuestra sociedad. De hecho, es fácil encontrar a unos padres decir que su hija es muy madura y buena porque se responsabiliza de sus hermanos pequeños cuando los padres no pueden o no están.

¡Recuerda!
El adulto es quien debe cubrir las necesidades de los menores y no al revés. Cuando estos roles se invierten, estamos en presencia de *parentificación*.

Triangulación

La triangulación es una dinámica donde de manera automática se usa a una tercera persona, generalmente al menor, en los conflictos de los adultos con el fin de manipular y sacar partido de la pelea. Si yo he discutido con mi mujer y aparece en escena mi hijo pidiendo ayuda con sus tareas escolares, puedo caer en el error de descargar toda la rabia que tengo contra mi mujer sobre él. Mi hijo no tiene la culpa, pero yo deposito en él mi problema. Me aprovecho de las relaciones de poder. Las triangulaciones son muy habituales en padres separados o en proceso de separación. Utilizan a sus hijos como «moneda de cambio» para hacer daño al otro o conseguir algo. La triangulación mete al menor en un conflicto de lealtades en el que le resulta muy difícil estar. Sus padres le obligan a decidir entre uno de los dos. También triangulamos con nuestros hijos cuando les hacemos la pregunta: «¿A quién quieres más? ¿A mamá o a papá?». Les dejamos en una encrucijada de difícil resolución. El niño se ve formando parte de un conflicto que nada tiene que ver con él. Poner a los niños en este conflicto de lealtades es, sin lugar a duda, una forma de maltrato.

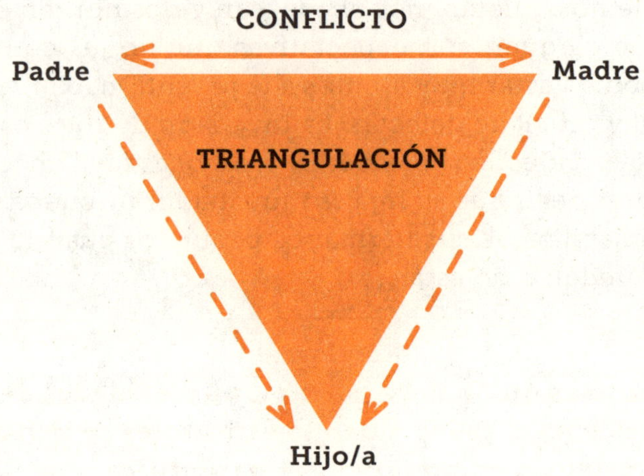

Todos hemos triangulado en alguna ocasión. Es normal. No pasa nada siempre y cuando seamos conscientes de que hemos caído en la triangulación, pidamos disculpas y no lo volvamos a hacer. El problema es que esta dinámica es muy habitual en algunas familias y, cómo no, tiene consecuencias para nuestros hijos.

Chantaje emocional

Sí, aunque te pueda sorprender, chantajear a tus hijos es una forma de maltrato. Lo que nos dificulta verlo como tal es la extraordinaria normalización que existe en torno al chantaje. Podemos definir el chantaje emocional como la actitud y la conducta que llevamos a cabo los adultos para condicionar a nuestros hijos con la finalidad de que cumplan con nuestra meta, deseo o expectativa. Son muchos los ejemplos que podemos poner de chantajes: «Si te comes toda la comida, me pondré muy contento», «dale un beso al abuelo para que no se ponga triste», «si no me haces caso, yo tampoco te escucharé» o «como no me quieras, dejaré de ser tu mamá». Lo que tienen en común todos los chantajes es que no son respetuosos y condicionan el comportamiento y la libertad del menor. Los chantajes suelen ir seguidos de premios y/o castigos, algo que veremos a continuación.

Premios y castigos

Los premios y los castigos se vienen utilizando desde tiempos inmemoriales. Todos hemos sido premiados y castigados, sobre todo en la infancia y la adolescencia. Algunas familias están «enganchadas» a los premios y castigos porque no conocen otras formas más respetuosas y eficaces de relacionarse con sus hijos. Otras familias y personas estamos tratando de desinstalar la aplicación que tenemos en nuestro cerebro de «premios y castigos» para sustituirla por maneras más respetuosas como las consecuencias lógicas y naturales.

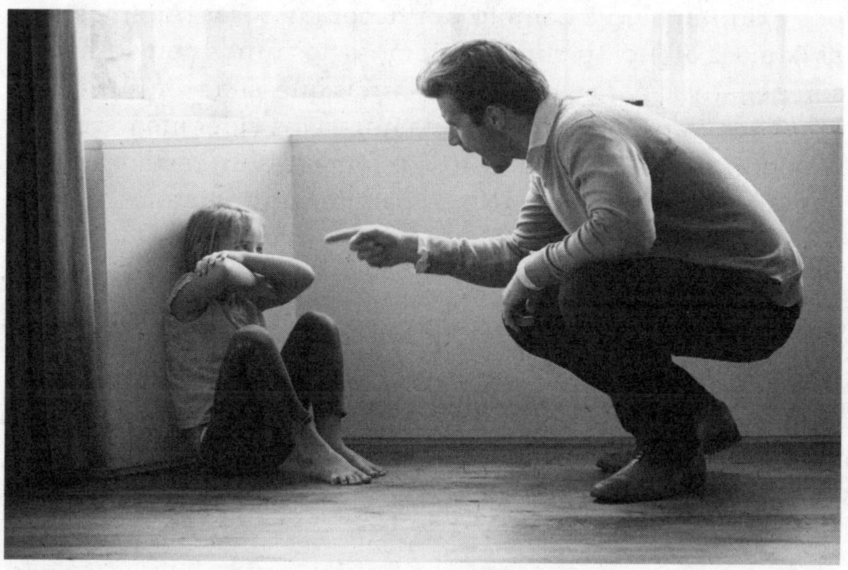

Como veíamos en el apartado anterior, los premios son una forma de chantaje disimulada y normalizada en nuestra sociedad. Aunque sea difícil, debemos hacer un esfuerzo por no premiar a nuestros hijos, por lo menos de forma tan habitual. No se trata de radicalizar esta idea. Claro que podemos regalarles algo a nuestros hijos, pero no es lo mismo comprarles un muñeco porque les queremos o nos hemos acordado de ellos que comprar un muñeco porque se han portado bien. No es lo mismo. La idea es no premiar de manera habitual ni recurrente. Si les damos o compramos algo a nuestros hijos, que sea más la excepción que la norma y que sea desde un sentimiento de amor incondicional. No debe haber chantaje. Este es el gran problema de los programas de «economías de fichas» que se siguen aplicando en algunos colegios y en algunas familias. Si le vamos dando estrellitas verdes al menor cada vez que está callado en clase o no se levanta de la mesa cuando cena en casa, estamos premiando. Estamos condicionando sus necesidades. ¿Por qué no se va a levantar de la mesa si tienen alguna necesidad? Aunque los premios puedan parecer revulsivos y eficaces a corto plazo, a largo plazo nos exigirán algo a cambio por hacer las cosas. Además, ¿no os llama la atención que premiemos a los niños con cosas que son negativas para ellos? Les decimos que, si hacen sus tareas escolares, van a poder jugar una hora a los videojuegos o que, si se portan bien, iremos el fin de semana a un restaurante de comida ultraprocesada. ¿No os parece contradictorio?

> ¿Sabías que... los premios generan adicción en los niños? El menor aprende que después de cada acción positiva que lleve a cabo tendrá una recompensa, algo que no es habitual en la vida real.

Los castigos tienen como objetivo principal hacer sentir mal al menor por una conducta que acaba de llevar a cabo. A esto se refiere Jane Nelsen en la frase que encabeza este capítulo. El adulto pretende que el niño le obedezca porque teme perder el control de la situación. El castigo es muy eficaz a corto plazo, pero a medio-largo plazo no es útil, además de no ser respetuoso. Aquellos niños que han sido castigados de manera regular tienen una autoestima baja, escaso pensamiento crítico y sensación de poco control sobre su vida, entre otras consecuencias. Los castigos se disfrazan como estrategias educativas, cuando en realidad de «educativo» tienen poco. Muchos padres se sienten obligados a castigar a sus hijos, no solo porque posiblemente no tengan otros recursos, sino porque tienen miedo de ser criticados por ser unos padres sobreprotectores, blandos o flojos. Cuando en consulta veo a un menor que constantemente obedece a sus padres y, encima, lo hace sin rechistar, me preocupo. Los niños por naturaleza rechazan muchas de las normas, límites y órdenes que les dan sus padres. Necesitan diferenciarse de ellos y por eso se rebelan contra las órdenes.

¿Sabías que... la obediencia ciega es consecuencia del miedo que siente el niño hacia la figura adulta?

No existen niños buenos ni niños malos. Los adultos solemos decir que un niño bueno es aquel que obedece y se porta bien, mientras que el niño malo es aquel que no cumple con los deseos y expectativas del adulto. En definitiva, etiquetamos a un menor como bueno o malo en función de lo cómoda que nos haga la vida sin conectar con sus necesidades. Desde luego que es más fácil tener un hijo que obedece a todo lo que le decimos a la primera que tener un hijo que conecta con lo que necesita y nos los expresa, nos guste más o menos. Como comentaba antes con los premios, me resulta curioso que los adultos castiguemos a nuestros hijos con cosas que sabemos que son positivas para ellos, como, por ejemplo, ir al entrenamiento de fútbol, leerles un cuento a los más pequeños o dejarles sin patio en el colegio. Si hacer deporte, compartir un tiempo leyendo un cuento o jugar con los compañeros de clase es algo positivo y necesario para ellos, ¿por qué les castigamos sin ello?

IDEAS CLAVE

- Desgraciadamente, la presencia de los malos tratos y la ausencia de buenos tratos es algo que está normalizado en nuestra sociedad.

- El síndrome de la rana hervida nos ayuda a entender lo difícil que es ser consciente de una situación adversa y lo complicado que es salir de ella.

- Todo aquello que no sean buenos tratos a la infancia es maltrato.

- La negligencia implica que el adulto de manera regular no atiende las necesidades físicas y/o emocionales del menor.

- El desarrollo evolutivo determina que un menor debe lealtad a sus padres, independientemente de cómo le traten. Este es uno de los motivos por el que, frecuentemente, se justifica el maltrato de padres a hijos.

- Los niños que han sido maltratados física y/o psicológicamente tienen unas amígdalas cerebrales mucho más grandes y reactivas en comparación con los niños que se han desarrollado en familias cálidas y afectuosas.

- Abuso sexual es cualquier acto sexual entre un menor y un adulto en sus diferentes formas.

- La probabilidad de abuso sexual es más alta en las niñas que en los niños.

- En el síndrome de Münchhausen por poderes, el adulto impide que el menor sea autónomo y satisfaga su necesidad de hacer las cosas por él o ella misma.

- Un adulto sobreprotector es aquel que tiene dificultades para conectar con lo que necesita el menor, pero sí lo hace con su propio miedo, lo que impide un correcto desarrollo del niño.

- En la parentificación, el menor asume un rol que no le corresponde: ejerce de padre o madre de su propio progenitor.

- La triangulación es una dinámica donde se usa a una tercera persona, generalmente al menor, en los conflictos de los adultos con el fin de manipular y sacar partido de la situación.

- El chantaje, aunque nos pueda sorprender, es otra forma de maltrato.

- Los premios generan en los niños adicción y la exigencia de que siempre que hagan algo que se espera de ellos, deben recibir una recompensa.

- El castigo fomenta la obediencia ciega, algo que va en contra de la autonomía, la libertad y el pensamiento crítico.

CAPÍTULO 10

Los apegos organizados

La mayor fuente de terror en la infancia es la soledad.
WILLIAM JAMES

El padre modélico de Rocío

Rocío, una paciente adulta de mediana edad, reconoce haber tenido un padre muy autoritario, exigente y serio con ella. A pesar de que su padre no fue nada afectuoso, admite que ella le quería mucho y le idolatraba. Esto le hace sentirse muy desorientada hoy en día en relación a la figura paterna. Rocío dice de su padre: «Cuando me mira, no se siente orgulloso de mí; nunca lo ha estado». En la actualidad se siente sola y vacía, ya que ni su distante padre ni su madre sobreprotectora la han mirado con cariño, pero tampoco le han dado alas. Es por ello por lo que, hace ya algunos años, Rocío consume porros y alcohol de forma regular. Aunque aparenta ser independiente y fuerte, en realidad, se siente pequeña y dependiente. Le cuesta mucho salir a la calle con sus amigas y hace lo posible por quedarse en casa. En las sesiones de evaluación, me doy cuenta de que Rocío tiene unos altos niveles de depresión y hostilidad. Estos resultados me hacen indagar más en profundidad en la relación de Rocío con su padre en su infancia y adolescencia. Describe a su padre como un héroe, alguien a quien seguir y a quien ella admira. Su padre le decía algunas veces que la quería, pero Rocío nunca sintió ese amor hacia ella. Hoy en día hay mucha rabia por no haber sido querida y vista incondicionalmente. A lo largo de la terapia, Rocío es consciente de que a sus hermanos sí que les quería y les dedicaba tiempo y sonrisas. A ella no. Constantemente se pregunta en consulta: «¿Por qué yo? ¿Por qué a mí no me quisiste y a mis hermanos sí?». Me doy cuenta de que Rocío ha idealizado a su padre desde que era muy pequeñita. Cualquier cosa que haga su padre, a pesar de que esté mal, será justificada por su propia hija. Eso sí, a cambio de un gran vacío como consecuencia del abandono emocional que sufrió en su infancia. Desesperada, la pequeña Rocío hizo todo lo que estaba en sus manos para llamar la atención de su padre y que, de una vez por todas, alabara a su hija. El objetivo que me planteé con Rocío en terapia fue elaborar el duelo del padre que quiso tener y no tuvo. Al principio, Rocío defendía todo lo que su padre hizo, fue un modelo al que seguir. Poco a poco, empezó a salir la rabia que su apego evitativo no le permitía ver.

Apego: ese lazo invisible

El apego es un vínculo afectivo especial que se da entre el bebé y su figura de referencia. Gracias a esta relación, que se establece desde antes de nacer, vamos a aprender una manera de vincularnos con los demás que puede ser más o menos segura. La forma en que la madre mira, habla y toca a su hijo va a ser determinante en el tipo de apego que desarrollará el pequeño. En función de cómo la figura de apego conecta y atiende al menor, este adquirirá de manera inconsciente una sensación de seguridad o, por lo contrario, de incertidumbre, ansiedad y descontrol. Estas dos variables son contrarias, ya que cuando una sube, la otra baja. Le propongo al lector que vaya pensando si el padre de Rocío le aportaba a su hija seguridad o más bien incertidumbre.

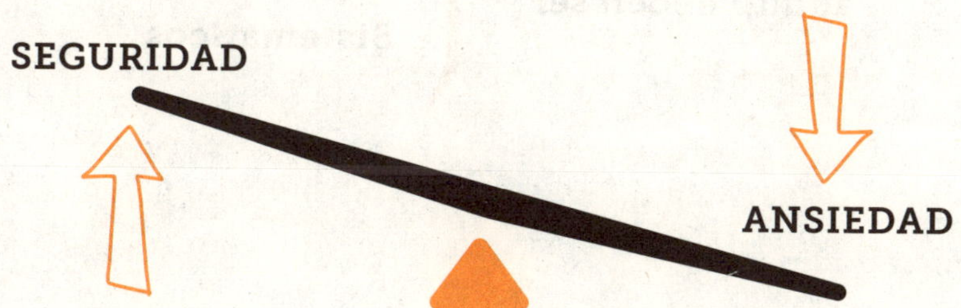

John Bowlby, padre de la teoría del apego, ya decía a mediados del siglo pasado que la principal función de la conducta de apego es proteger a los menores de los depredadores. Más recientemente, se ha enfatizado que el apego permite al menor aprender de sus figuras de referencia habilidades y destrezas necesarias para la supervivencia. En mi opinión, ambas funciones (protección y habilidades para la vida) son compatibles y fundamentales para un correcto desarrollo.

¿Sabías que... el apego seguro se caracteriza por tener unos adultos que son estables y predecibles a la hora de atender a sus hijos?

La relación de apego implica una relación vertical en donde el adulto es el encargado de cuidar y el menor es cuidado. Como hemos visto en el capítulo anterior, si el menor se encarga de atender al adulto, estaríamos en presencia de una inversión de roles. Los cuidados que debe llevar a cabo el adulto cumplen con la regla de las tres «S»: sensibles, seguros y sistemáticos.

Regla de las 3 «S»

Los cuidados del adulto deben ser

- **Sensibles**
- **Seguros**
- **Sistemáticos**

¿Sabías que... el apego ya suele estar forjado en torno a los ocho o nueve meses de vida?

Los cinco elementos del apego seguro

Los padres con apego seguro tienen una manera natural de conectar y atender las necesidades que presentan sus hijos. Además, tienen la capacidad de amplificar las emociones de aproximación de sus hijos (alegría, curiosidad) y de amortiguar las emociones de defensa (miedo, rabia y tristeza). Esta capacidad implica que poseen una gran disposición de heterorregulación emocional sobre sus hijos, lo cual es un gran predictor de salud emocional. Y es que el apego seguro es la mejor protección contra las enfermedades mentales. Lo que hace que nuestros hijos desarrollen un apego seguro no es nuestra perfección ni inmediatez ante sus demandas, sino más bien nuestra imperfección y capacidad para reparar. No podemos afirmar que las personas con apego seguro no tengan traumas, pero sí que podemos decir que son capaces de reparar el daño emocional sufrido desde la consciencia, el cariño y la responsabilidad.

¿Sabías que... Mary Ainsworth decía que las tres características de los padres capaces de desarrollar un apego seguro en sus hijos son la sintonización, la sensibilidad y la responsividad?

Varios autores, entre los que están Jeremy Holmes y Begoña Aznárez, hablan de los cinco elementos que caracterizan el apego seguro. A continuación, los vamos a ver de manera esquemática:

- **Coherencia:** un cuidador coherente no le pide al menor que haga algo que él no hace. Predica con el ejemplo.
- **Fiabilidad:** el cuidador fiable es aquel al que el menor puede acudir cuando necesita protección, cariño o comprensión. Es capaz de hacer una buena contención emocional.
- **Responsividad:** el cuidador responsivo es aquel que atiende las necesidades que tiene su hijo. Le aporta al menor lo que necesita, no lo que desea o le apetece.
- **Límites claros:** los cuidadores seguros son capaces de poner límites claros y respetuosos. Decir «no» es fundamental.
- **Proximidad no intrusiva:** un cuidador próximo es aquel que se muestra cercano y sensible con el menor, pero respetando su espacio. No se muestra controlador ni agobiante.

Los 5 elementos del apego seguro

- **Coherencia**
- **Fiabilidad**
- **Responsividad**
- **Límites claros**
- **Proximidad no intrusiva**

Refugio seguro y base segura

Los dos elementos básicos para desarrollar el apego seguro son la protección y el fomento de la autonomía. Lo podemos llamar de una manera más técnica «refugio seguro» y «base segura». Ambos son necesarios y deben coordinarse para que no prevalezca uno sobre el otro. Cuando hay mucha protección y poca autonomía o, por el contrario, hay poca protección y mucha autonomía, el niño desarrollará alguno de los dos tipos de apego inseguro estructurados que veremos para finalizar este capítulo: apego evitativo y apego ansioso ambivalente. ¿Podrías ver reflejado al padre de Rocío en alguno de estos dos estilos de apego inseguro que acabamos de describir brevemente? Bueno, volvamos a los conceptos de refugio seguro y base segura. El adulto como refugio seguro aporta al menor la calma y seguridad que necesita cada vez que se cae, se asusta o no sabe hacer algo. Su padre, su madre o maestra regula las emociones que presenta el menor. Daniel Siegel, psiquiatra y profesor de UCLA, suele utilizar el símil del casco para montar en monopatín como un elemento de protección. Llevar el casco no evitará que tengas un accidente, aunque sí que amortiguará el golpe. Esa es la función del adulto que ejerce de refugio seguro. El adulto no evitará que el niño tenga miedo o se enfade, pero será un estupendo hombro donde poder llorar y coger fuerzas. ¿Qué caracteriza a un adulto cuando asume el rol de refugio seguro? El adulto entiende y asume que el menor es vulnerable, por lo que establece contacto físico con él, le calma, le explica lo que sucede y se hace cargo de la situación y de las emociones del niño. Una vez que haya calmado y tranquilizado al niño, el adulto estará en disposición de cumplir la función de la otra parte del binomio, que no es otra que la base segura desde la que el niño puede salir a explorar el entorno que le rodea. ¿Cuáles serían las características del padre o de la madre que hace de base segura para su hijo y que le permite explorar? En primer lugar, este adulto entiende que el niño y él son personas diferentes con momentos vitales y necesidades diferentes. El adulto invita al menor a la exploración siempre que no haya un peligro evidente. También guía la curiosidad que siente su hijo, le ayuda en caso de que lo necesite, permitiendo que el menor se distancie físicamente de él, supervisa si el menor necesita algo y celebra las metas alcanzadas. En definitiva, el adulto debe conectar con el menor para identificar si este le necesita como refugio seguro (protección) o bien como base segura (autonomía).

Ya hemos hablado del apego seguro y a continuación nos centraremos en los apegos inseguros. El apego tiene mucho que ver con la manera en que los adultos nos regulamos emocionalmente. Así pues, el adulto con apego seguro posee una capacidad de regulación emocional óptima, el apego evitativo tiene un predominio cognitivo (racionaliza las emociones), en el apego ansioso ambivalente hay un predominio emocional (suele estar buena parte del día inundado por las emociones), mientras que, en el apego desorganizado, que veremos en el próximo capítulo, predomina la disociación y la desorientación, no habiendo lugar para la regulación de los afectos. Al lector interesado en profundizar sobre la teoría del apego y las diferentes maneras de vincularse con nuestros hijos le recomiendo que consulte mi libro *Educación emocional y apego. Pautas prácticas para gestionar las emociones en casa y en el aula* (Libros Cúpula, 2023).

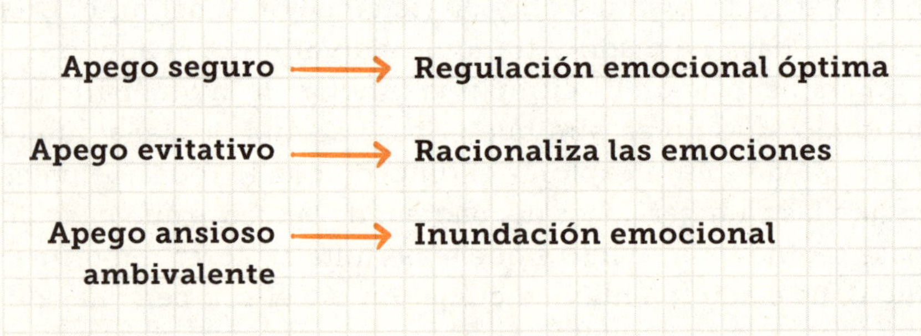

Los apegos organizados inseguros

Existen dos maneras de relacionarnos con nuestros hijos que, aunque no sean seguras, tienen una estructuración y una regularidad como en el apego seguro. Se trata del apego inseguro evitativo y el apego inseguro ansioso ambivalente. Repito, no son apegos seguros, pero sí que están organizados y aportan al menor un mensaje claro. Los padres con apego evitativo rechazan la intimidad, las emociones y el contacto físico con sus hijos. No atienden las emociones que expresan sus hijos lanzándoles mensajes del tipo «no llores por esa tontería» o «te enfadas por cualquier cosa». Suelen reaccionar con indiferencia y pasotismo ante la separación. Son descritos como excesivamente fríos e independientes. Es probable que los padres con este estilo de apego hayan tenido infancias en donde no atendieron cómo se sentían y les castigaban o ignoraban por sentir rabia, miedo o tristeza. Por eso no han aprendido a conectar con los demás y a tener relaciones cálidas e íntimas afectivamente hablando. En ocasiones, se muestran controladores, perfeccionistas y obsesionados con determinadas tareas u orden de las cosas. Más que flexibles, son rígidos cognitivamente hablando. Ya hemos comentado lo importante que es para un menor que sus figuras de referencia conecten con sus necesidades. Los padres con apego evitativo tienen dificultades para sintonizar y comprender lo que sienten y necesitan sus hijos. Como el lector ya habrá comprobado, el padre de Rocío tenía un apego inseguro de tipo evitativo.

A los padres con apego ansioso ambivalente les supera su nerviosismo, desregulación y descontrol emocional. Son personas que no confían en sus criterios y habilidades, por lo que es difícil que puedan confiar y empoderar a sus hijos. Desgraciadamente, suelen amplificar las emociones desagradables que sienten sus hijos, puesto que no son capaces de calmarles. Dado el gran miedo y la desconfianza que presentan estos padres, no permiten que sus hijos se separen de ellos ni que exploren el ambiente en el que se encuentran.

¿Sabias que... el apego evitativo es más frecuente en los varones, mientras que el apego ansioso ambivalente es más habitual en las mujeres?

Si habitualmente las emociones que siente el niño son inhibidas, es probable que estemos ante un apego evitativo, mientras que en el apego ansioso ambivalente las emociones se suelen expresar, pero de una manera muy desregulada y caótica. Si nos centramos en el cerebro, las personas con apego evitativo suelen tener más desarrolladas las áreas corticales (cogniciones, pensamientos, lenguaje, autocontrol, etc.), mientras que en las personas con apego ansioso ambivalente se aprecian más activas las áreas subcorticales, donde predominan las emociones, los instintos y las necesidades, así como una inmadurez de las áreas corticales que se encargan de gestionar todo lo subcortical. De todo esto hablaremos en el bloque del libro que está dedicado al cerebro. Me gustaría terminar el capítulo recalcando que tanto el apego evitativo como el ansioso ambivalente son apegos organizados porque el niño sabe cómo van a responder sus padres ante sus necesidades cambiantes. Las madres y los padres en los apegos organizados

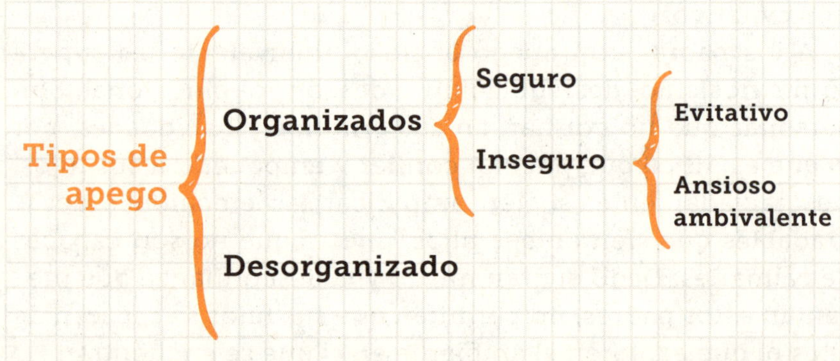

son predecibles y constantes en su manera de actuar y criar, aunque esto no suponga que sean las maneras más sensibles, efectivas y respetuosas de criar a sus hijos. Si el lector está interesado en tomar consciencia de su infancia, conectar con su niño interior y conocer su estilo de apego, le recomiendo que lea el libro *Cuentos para el desarrollo emocional desde la teoría del apego* (Editorial Sentir, 2019).

IDEAS CLAVE

- El apego es un vínculo afectivo especial que se da entre el bebé y su figura de referencia.
- La manera en que una madre mira, habla y toca a su hijo va a ser determinante en el tipo de apego que desarrollará el pequeño.
- Las dos principales funciones de una figura de apego son la protección y el fomento de la autonomía.
- La relación de apego implica una relación vertical en donde el adulto es el encargado de cuidar y el menor es cuidado.
- Los padres con apego seguro tienen la capacidad de amplificar las emociones de aproximación de sus hijos (alegría, curiosidad) y de amortiguar las emociones de defensa (miedo, rabia y tristeza).
- El apego seguro es la mejor protección contra las enfermedades mentales.

- Los cinco elementos que caracterizan el apego seguro son los siguientes: coherencia, fiabilidad, responsividad, límites claros y proximidad no intrusiva.

- Los conceptos de *refugio seguro* y *base segura* son fundamentales para comprender cómo desarrollar el apego seguro.

- Al igual que en el apego seguro hay una regulación óptima por parte de los adultos, en los apegos inseguros no suele haber una buena capacidad de regulación emocional.

- Los apegos inseguros de tipo evitativo y ansioso ambivalente son maneras estructuradas, pero inseguras de relacionarse con sus hijos.

- Los padres con apego inseguro de tipo evitativo no suelen atender las emociones que expresan sus hijos.

- En cambio, los padres con apego ansioso ambivalente suelen ser nerviosos e impulsivos, algo que les dificulta enormemente poder regular y calmar a sus hijos cuando sienten miedo, rabia o ansiedad.

- Si nos centramos en el cerebro, los progenitores con apego evitativo suelen tener más desarrolladas las áreas corticales, mientras que los progenitores con apego ansioso ambivalente tienen más activas las áreas subcorticales.

CAPÍTULO 11

El apego desorganizado

Es posible que nadie, ni los padres, puedan hacer completamente felices a sus hijos. Lo que sí es cierto y seguro es que los pueden hacer muy infelices.
HÉCTOR ABAD FACIOLINCE

El dilema de las manzanas de Mercedes

La primera vez que vi a Mercedes en consulta estaba angustiada y con la mirada perdida. Había pedido cita conmigo animada por una amiga suya. Me cuenta que está casada desde hace ocho años y que no tiene hijos. Se siente vacía y sin ganas de vivir. Al preguntarle por su padre, lo describe como un Dios, aunque nunca se ha sentido vista ni escuchada por él. Mercedes siempre ha querido agradarle, pero nunca lo consiguió. De hecho, todos los novios que tuvo desde su etapa adolescente los elegía con la ilusión de que le gustaran a su padre. Quería satisfacer sus deseos, pero, desgraciadamente, ninguno le gustó. La relación con su madre fue muy distante y fría. Mercedes reconoce que no tuvo una infancia feliz y que nunca se sintió en sintonía con sus padres. No entendían que se enfadara o que sintiera miedo, «eso eran tonterías de niñas y la vida es demasiado difícil como para detenernos en eso», le decían a menudo. Mercedes ha vivido una vida a merced de los demás, mostrándose excesivamente sumisa. Uno de los grandes pesares que tiene Mercedes es que su padre jamás se sintió orgulloso de ella. Por más que lo intentó, nunca lo logró. El padre de Mercedes era el que tomaba todas las decisiones importantes en la vida de su hija. Ella esperaba que dejando que tomara estas decisiones, quizás su padre se sentiría orgulloso de ella por una vez en su vida. Nada más lejos de la realidad.

El padre de Mercedes no solo decidía sobre su hija, sino que también tomaba decisiones que afectaron al marido de su hija. Su control no tenía fronteras. En una sesión, Mercedes me contó que sus padres tenían una casa en la sierra de Madrid y cuando hacía mucho frío, su padre no les dejaba ir a la casa de la sierra. Uno de los objetivos terapéuticos que me planteé con Mercedes fue validar su rabia y enseñarle maneras efectivas de poner límites a su padre, pues estaba tomando decisiones que no le competían. A lo largo de la infancia y adolescencia de Mercedes, su padre había impedido que mostrara un ápice de rabia. La rabia no era una emoción que se permitiera en casa. En una ocasión, Mercedes me contó un incidente que le causó mucha rabia hacia su padre, pero, una vez más, no se sintió legitimada para decírselo. Su padre había cogido unas manzanas del manzano que tenía en su casa del pueblo. Les llevó a Mercedes y a su marido unos cuatro kilos de manzanas. El problema es que ni a Mercedes ni a su marido le gustan las manzanas. Cuando le pregunté a Mercedes el motivo por el que no le dijo nada a su padre, ella me contestó: «Es cierto que no nos gustan las manzanas, pero mi padre nos las trajo con su mejor intención. Estaba tan ilusionado el hombre... ¿Cómo le iba a decir a mi padre que no nos gustaban las manzanas?». Cuando yo le pregunté qué hicieron con los kilos de manzanas, Mercedes me contestó: «Se las regalamos a los vecinos». A Mercedes nunca le habían puesto un límite ni la habían empoderado, por lo que aun siendo adulta tenía grandes dificultades para expresar su rabia, poner límites a los demás y expresar lo que le gustaba y lo que no.

Después de trabajar en varias sesiones la rabia que le provocaban determinadas situaciones de su vida cotidiana, un día acudió muy orgullosa a consulta porque la había podido expresar. Iba conduciendo cuando al entrar en una rotonda, de repente, otro coche casi la embiste. En ese momento, empoderada y conectada con su rabia se sintió legitimada para mostrar su enfado, pitó al otro coche y le soltó un par de improperios. Cuando me lo contó, me sentí muy orgulloso de ella. A sus cuarenta y pocos años, quizás fue la primera vez que se atrevió a mostrarle a alguien que no estaba de acuerdo. Ya conectaba con su rabia. Era una gran noticia. Casos como el de Mercedes demuestran la importancia de sentirte protegida, empoderada y que los adultos de referencia validen cómo te sientes. De lo contrario estarás desconectada de tus emociones y esto tendrá repercusiones significativas en tu vida.

Paradoja sin solución

Al igual que en otros libros que he escrito me he centrado en el apego seguro y en los dos tipos de apegos organizados inseguros que hemos visto brevemente en el anterior capítulo, en este libro me centro más en el apego desorganizado, puesto que es el estilo de apego que está más estrechamente relacionado con el trauma. Es curioso decir esto, pero es como si el apego desorganizado hiciera «buenos» al apego evitativo y al ansioso ambivalente. Los tres son apegos inseguros, pero el apego desorganizado es el más caótico y desestructurado. Es el menos frecuente de los tres, pero donde mayor incertidumbre y sufrimiento hay. Decíamos en el capítulo anterior que, en el apego evitativo y ansioso ambivalente, los padres tienen una forma concreta de relacionarse con sus hijos que es bastante previsible. El niño con cualquiera de los dos apegos organizados inseguros que hay sabe lo que puede esperar de sus progenitores. En cambio, en el apego desorganizado, el menor no tiene esta certeza. No sabe cómo van a responder sus cuidadores, lo que genera una gran incertidumbre.

Daniel Siegel llama *paradoja sin solución* a lo que sienten los menores con apego desorganizado, ya que los padres son fuente de protección y, a la vez, de desprotección. El menor tiene impulsos contrarios en relación a su figura de apego y no puede solucionar este dilema. Por un lado, tiende a buscar su cariño y protección, pero por otro lado debe defenderse de sus constantes ataques. Esto provoca que la relación se convierta en un apego desorganizado. En términos cerebrales, su cerebro emocional le anima a acercarse a su padre en busca de protección, pero su cerebro de supervivencia (tronco encefálico) le empuja a huir de su padre y del dolor que le puede causar. Estas dos direcciones son contrarias y provocan una paradoja sin solución: ¿me acerco a mi padre o huyo de él? ¿Confío o desconfío de él?

Huye de su padre para no ser agredido
Acude a su padre en busca de consuelo
NIÑO
PADRE
Paradoja sin solución

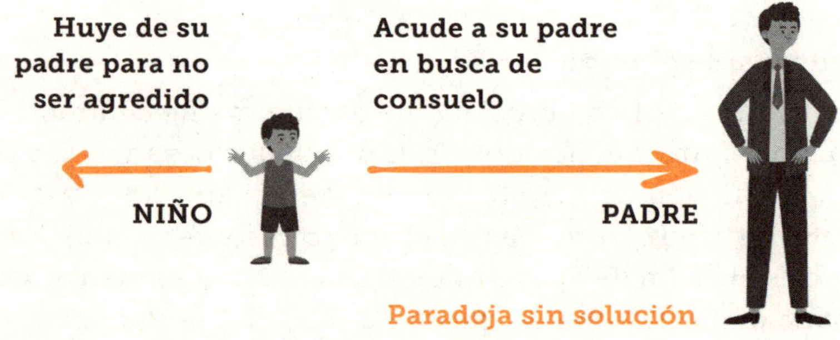

El adulto es, por lo tanto, fuente de protección y también de miedo. Esta manera tan cambiante de actuar hace que el niño sienta incertidumbre, confusión y ansiedad. Es por este motivo por el que a este tipo de apego también se le conoce con el nombre de «apego desorientado». En este tipo de apego es habitual encontrar trauma, disociación, desregulación emocional, conflictos, problemas de conducta, discusiones, vacíos emocionales, etc. Son niños que, muy habitualmente, como no se les permite expresar sus emociones, tienden a somatizar sus conflictos y miedos. Los padres que se vinculan de manera desorganizada con sus hijos suelen mostrar conductas violentas y amenazantes, en muchas ocasiones desatadas por ataques de ira incontrolados. No es infrecuente que maltraten, abusen o sean negligentes con sus hijos. En definitiva, se relacionan así con ellos como consecuencia de los traumas infantiles no resueltos. Hay que dejar claro que se desarrolla este tipo de apego porque el sistema familiar es perverso, no es culpa del niño. Es la manera que tienen los padres de vincularse con el menor lo que trastorna y hace sufrir al niño.

¿Sabías que... Mary Main vio que un 15 por ciento de los niños y de las niñas tiene un apego desorganizado?

Trauma en el apego desorganizado

Ya hemos visto que existe una relación muy estrecha entre el apego desorganizado y las diferentes formas de maltrato. El trauma no resuelto está en la base de estos padres que se relacionan de manera agresiva y poco sensible. Si mis padres no sintonizaron conmigo y no me ayudaron a sanar mis traumas, es bastante probable que yo perpetúe todo esto a mis hijos. Estos niños han tenido la mala suerte de sentir cómo sus padres no fueron protectores con ellos, siendo fuente de amenaza constante. No sintonizaron con ellos ni atendieron de manera suficientemente buena las necesidades que presentaban y los apoyos que precisaron a lo largo de su infancia. Y es que crecer sabiendo que la única persona en la que puedes confiar y con quien puedes contar eres tú es verdaderamente traumático. Si recuerdas el caso de Sandra del capítulo 8, vemos que ella creció en una familia donde nadie se hizo cargo de ella, por lo que sabía que no podía contar con sus padres. Tuvo que echarse a sus espaldas responsabilidades que no le correspondían. Sin embargo, también tengo que decir que no todos los padres con apego desorganizado son agresivos y con alguna psicopatología. He conocido en consulta a pacientes con un estilo de apego desorganizado que han tratado de mostrarse sensibles y cercanos a sus hijos, pero sus múltiples traumas, disociaciones y conflictos infantiles no resueltos les impidieron sintonizar y acompañar, como merecían, a sus hijos. Implicación y actitud no les faltaba. No siempre encontramos maltrato o abuso debajo de estas personas, a veces hay duelos no resueltos, abandonos emocionales, infancias difíciles y, en definitiva, traumas no sanados. Mercedes era una gran mujer. Ella no tenía hijos, pero sí evidentes dificultades para conectar con sus emociones, especialmente con la rabia y con poner límites a su padre. Por más que lo intentaba, no podía. Cuando Mercedes era pequeña, nadie la comprendió ni empatizó con ella, algo que, por mucho que ella quisiera, no podía hacer ahora en su etapa adulta.

Son muchas las consecuencias que tiene el trauma. Si mis padres no me permiten expresar mis miedos, ansiedades y momentos de enfado o, por el contrario, me amenazan con no expresar lo que siento, es muy probable que empiecen a aflorar diferentes síntomas como hemos visto en el caso de Mercedes. Cuando las emociones no se expresan, el cuerpo se encarga de ello. A esto se le conoce con el nombre de «somatizaciones». Por ejemplo, un estudio de Trickett, Noll y Putnam (2011) concluyó que el asma es cincuenta veces más probable en niños traumatizados en comparación con niños no traumatizados. La investigación científica y la experiencia clínica nos demuestran también que aquellos niños que han

¿Sabías que... las personas con apego desorganizado tienen grandes dificultades para conectar con sus emociones y con su cuerpo? Es importante ayudarles a desarrollar un lenguaje emocional.

tenido una infancia muy traumática con abusos sexuales, maltrato físico y/o psicológico tienen una probabilidad más alta de acosar a sus iguales en el contexto escolar.

En busca del amor nunca experimentado

El ser humano siempre tiende a la aproximación, el cariño y la conexión. Aún en el caso de aquellos niños que, desgraciadamente, nunca tuvieron la suerte de tener, al menos, a alguien que les amara y les cuidara, esa búsqueda es de por vida. Nunca pierden la esperanza de encontrar el amor y el cariño, aunque su infancia no fuera suficientemente buena y la vida nunca les sonriera. Hoy en día, Mercedes sigue buscando esa mirada de aceptación de su padre. Por eso suelo decir que el niño que fue maltratado y abusado en su infancia nunca pierde la esperanza de encontrar aquello para lo que estamos hechos: amar. Espera recibir esa atención y amor que nunca recibió y que hace que por dentro tenga una gran cantidad de rabia contenida que en cualquier momento saldrá a la superficie, como si de un volcán a punto de erupcionar se tratara. Esta esperanza hace que el menor se siga vinculando y aferrando a sus padres, aunque estos nunca le dieran aquello que necesitó. El cuarto mandamiento que impera en la vinculación del menor hacia sus padres del que habla Alice Miller, «honrarás a tu madre y a tu padre», impide al niño conectar con sus verdaderas emociones. La factura a pagar por no expresar lo que sentimos y no poder obtener aquello que necesitamos se llama trastorno, psicopatología o enfermedad mental.

Los niños con apego desorganizado han crecido en un ambiente de caos, angustia y miedo. Esta es la manera en la que han aprendido a relacionarse con los demás. Es por ello por lo que en el colegio sus profesores les pueden describir como caóticos, desordenados, despistados y «raros». Esta descripción, posiblemente, pueda llevar a los profesionales de la salud a diagnosticar al menor de cualquier cosa menos de trauma. Estos niños se pueden mostrar miedosos, sobre todo, con los adultos, y esto es así porque en sus primeras relaciones se vincularon con ellos de esta manera. Claro que tienen la esperanza de que alguien les proteja del miedo que sienten, pero también tienen mucho miedo de las personas en general.

IDEAS CLAVE

- El apego desorganizado es el apego inseguro más grave y desestructurado de todos los tipos de apego que existen.
- En el apego desorganizado, el menor no sabe cómo van a responder sus padres ante sus necesidades, lo que hace que el grado de incertidumbre sea muy elevado.
- Daniel Siegel llama paradoja sin solución a lo que sienten los menores con apego desorganizado, ya que los padres son fuente de protección y, a la vez, de desprotección.
- El menor con apego desorganizado quiere acercarse a su figura de referencia para ser protegido, pero, por otro lado, también debe huir de dicha figura para evitar el dolor y el sufrimiento que le pueda causar.
- Los niños con apego desorganizado han crecido en un ambiente de caos, angustia y miedo.

- Es frecuente encontrar trauma en los menores con apego desorganizado.

- El ser humano siempre tiende a la aproximación, el cariño y la conexión.

- Las somatizaciones son bastante frecuentes en los menores o adultos con apego desorganizado.

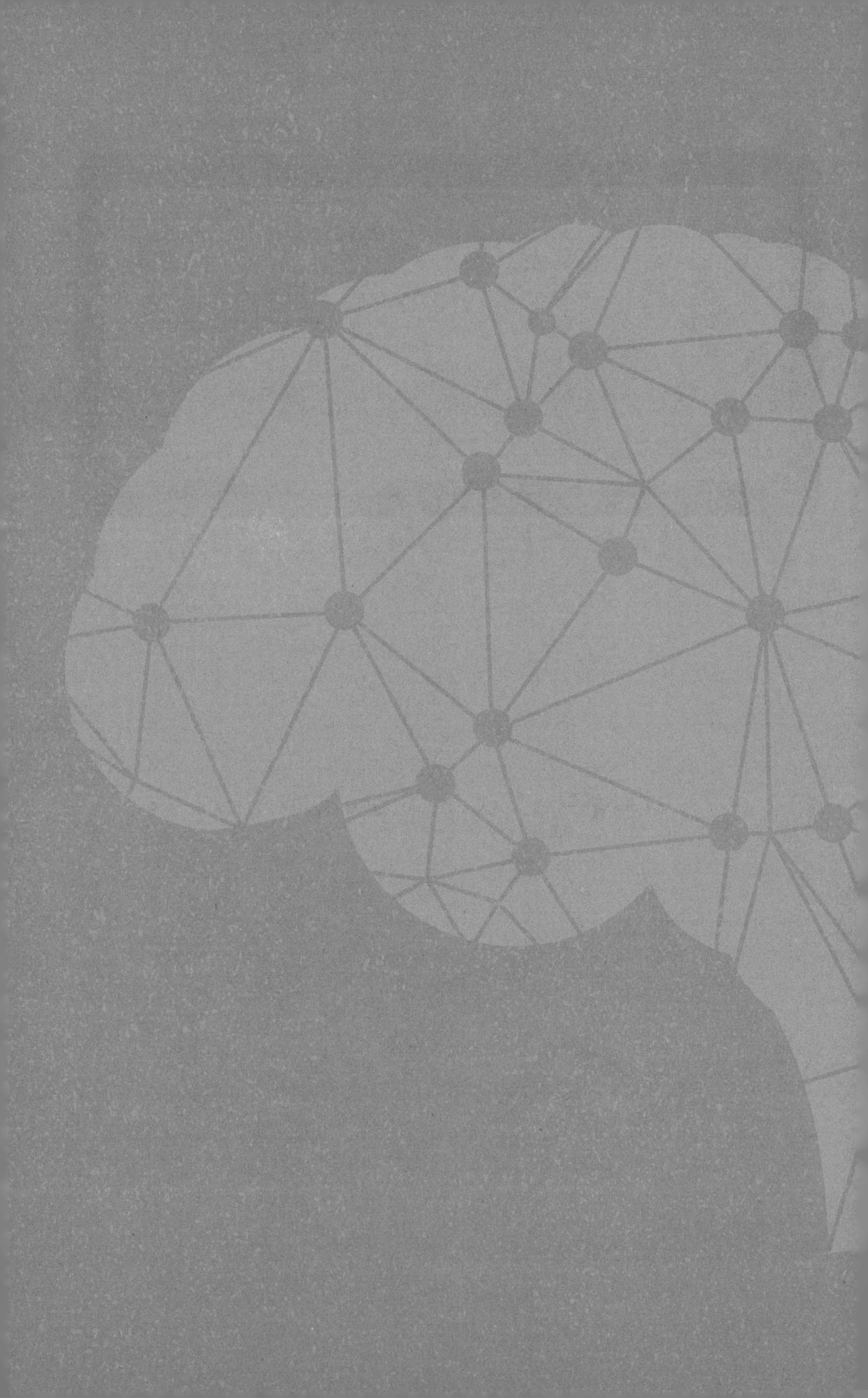

QUINTA PARTE:

La influencia del trauma en el desarrollo cerebral

CAPÍTULO 12

El cerebro traumatizado

El fuego puede calentar o consumir, el agua saciar o ahogar, el viento puede acariciar o arrancar... lo mismo sucede con las relaciones humanas: podemos tanto crear como destruir, criar o intimidar, traumatizarnos o curarnos los unos a los otros.

BRUCE PERRY

La familia de pájaros de Gorka

Gorka es un adolescente de trece años con el que tuve la gran suerte de trabajar en mi consulta hace ya algunos años. Sus padres están muy preocupados porque su hijo consume muchos porros y se ha juntado en el instituto con compañías que no le convienen. Todo esto está repercutiendo en sus estudios y en su estado anímico. Gorka es significativamente más bajo que sus compañeros de clase, algo que ha sido motivo de burla en la etapa de Educación Primaria. Cuando estaba en el colegio, sus compañeros se metían con él por el simple hecho de ser más bajito que el resto. Ahora, en el instituto, no tiene esos problemas. No es que Gorka haya crecido mucho más, sigue siendo muy bajito, pero ahora tiene un grupo de amigos que le protegen y cuidan. Nadie se mete con él. El problema, y por eso buscan ayuda sus padres, es que se salta clases para irse con sus nuevos compañeros a fumar, beber y hacer gamberradas. A los trece años, ya había probado varias drogas (ron, ginebra, vodka) y consumía porros diariamente. La cosa no se queda en el consumo, sino que contesta mal a sus padres, miente y ha llegado a robar dinero a su hermana mayor. La relación de Gorka con sus progenitores es muy diferente. Con su padre se relaciona de igual a igual, como si fueran colegas o amigos. Gorka tiene mucho cariño a su padre. Sin embargo, la relación con su madre es más distante, ya que su madre está más volcada y tiene más conexión con la hermana de Gorka. Si en casa mis padres no me ponen límites, entonces es que no soy importante, con lo cual no me siento ni visto ni integrado en mi familia. La primera vez que vi a Gorka en consulta le pedí que me hiciera un dibujo libre. Aquí lo podéis ver, pero lo más interesante fue la historia que me narró sobre esta familia de pájaros.

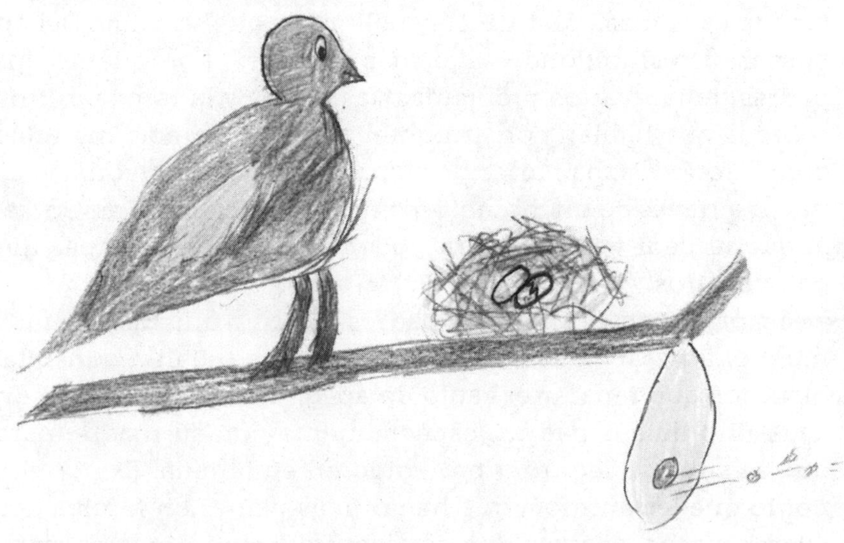

«Este dibujo que he hecho es de una familia de pájaros. El padre de los pájaros está esperando ilusionado que nazcan sus polluelos, pero tienen un gran problema: las abejas están al acecho. Los padres están pensando cómo quitar la colmena que está cerca de los polluelos. ¡Están en peligro!» Ante mi sorpresa por la ausencia de la madre, le pregunto a Gorka por ella. Me dice que no sale en el dibujo porque está «por algún sitio buscando comida» lo que confirma la relación distante que tiene con su madre. El pájaro que aparece en el dibujo es el padre, con quien Gorka tiene una relación muy estrecha y afectuosa, aunque sin límites ni roles diferenciados. Cuando dibuja el nido con los dos huevos, le pregunto a Gorka quiénes son esos polluelos que están a punto de nacer. Me dice que son su hermana y él. A continuación, le pido que me diga quién es quién, puesto que uno de los huevos está roto. Me mira fijamente y me dice: «El huevo roto soy yo». Gorka reconocía que el que estaba dando problemas a sus padres era él; su hermana iba muy bien en los estudios y todo andaba sobre ruedas. Poco después, Gorka me dice: «Rafa, estos padres tienen un problema. La rama sobre la que han hecho el nido es demasiado fina. Hay peligro de que se caiga. Deben buscar otro sitio donde estar más seguros». Por lo tanto, los padres tenían varios problemas: las abejas y la rama tan fina sobre la que habían construido el nido. Me parecía increíble cómo Gorka estaba narrando su propia historia personal y familiar a través de un dibujo. Me encanta este dibujo de Gorka, al que le pedí permiso para poder publicarlo y compartirlo con vosotros.

Trabajar con Gorka y sus padres fue algo quc disfrutamos mucho, a pesar de la difícil situación que traían a consulta. Tuvimos que reparar el estilo de apego que tenía Gorka con cada uno de sus padres, especialmente con su madre, para que se sintiera seguro y protegido en su familia. Es por ello por lo que les animo a que hagan más planes en familia, los cuatro juntos, a la vez que conseguimos que Gorka se sienta especial y protegido por sus padres. Podríamos decir que, metafóricamente hablando, como bien describió Gorka en su dibujo, el objetivo terapéutico fue engordar la rama de su dibujo para que se sintiera más seguro. Los menores saben perfectamente lo que necesitan; solo hay que escucharles e interpretar las pistas que nos dan. El último día de terapia con Gorka, le pedí que hiciera un dibujo de esa familia de pajaritos que había dibujado hacía casi un año. Afortunadamente, la familia había

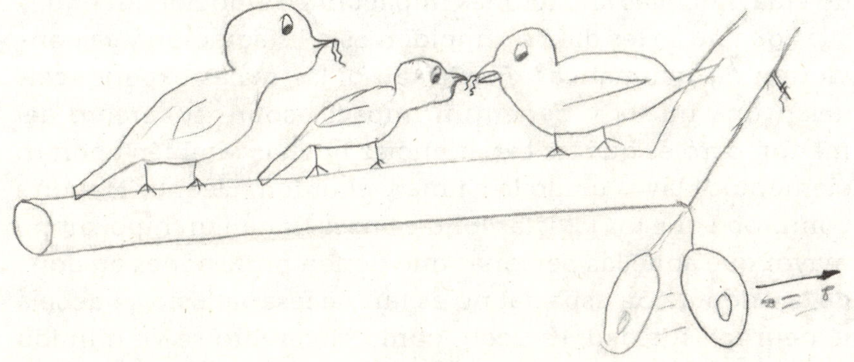

cambiado, tanto la familia de pajaritos como la real. Aquí tenéis el dibujo que hizo donde se ven los avances psicoterapéuticos que entre todos logramos. Podéis observar cómo la rama era más gruesa y las abejas se estaban marchando.

¿Sabías que... un porcentaje elevado de los casos de acoso escolar se dan por la diferencia física entre el agredido y los agresores?

El trauma apaga la wifi cerebral

El cerebro en los primeros meses de vida, incluso en el periodo prenatal, goza de una gran proliferación de neuronas (*neurogénesis*) y conexión entre ellas (*sinapsis*). Para hacernos una idea, en el periodo prenatal, el cerebro se desarrolla tan deprisa que puede crear hasta veinte mil neuronas nuevas por segundo, ¿no te parece increíble? Ya hemos resaltado la gran importancia que tenemos los adultos a la hora de traducir e integrar todo aquello que siente el niño en sus primeros años de vida. Aquellas situaciones impactantes emocionalmente y a las que no se les dio voz impiden esta integración y se convierten en traumáticas. Por lo tanto, las malas experiencias dejan una huella y tienen un impacto sobre el cerebro del menor, pero es que las experiencias buenas también aportan elementos claves como la calma y el orden. Eleanor Maguire comprobó que los taxistas londinenses tienen un hipocampo mayor que aquellas personas que tienen profesiones en donde la orientación espacial no es tan necesaria. Esto se debe a la neuroplasticidad, es decir, cómo el cerebro se ve influido por las experiencias tanto agradables como negativas.

¿Sabías que... en torno a los diez o doce meses comienzan a crearse las «carreteras cerebrales» que unen la corteza prefrontal con áreas subcorticales como las amígdalas y el núcleo accumbens, centros responsables de las emociones desagradables y agradables, respectivamente?

Ya sabemos que las situaciones estresantes liberan cortisol en nuestro cerebro. Si dicha situación se prolonga en el tiempo, es posible que el cortisol pueda afectar de manera negativa a nuestro cerebro. Se ha visto que una liberación excesiva de cortisol puede perjudicar de manera negativa al desarrollo de estructuras tan relevantes para el niño como la corteza prefrontal, el hipocampo o el cuerpo calloso. También puede influir sobre el tamaño del cerebro, además de la conectividad o wifi de las diferentes zonas cerebrales. Aquellos niños que han tenido la mala suerte de tener adultos poco responsivos o contingentes suelen tener un menor desarrollo de su corteza prefrontal y unas amígdalas cerebrales con un mayor tamaño, lo que hace que se comporten de una manera más instintiva y menos ejecutiva. Es probable que muestren comportamientos hiperactivos, impulsivos y desregulados, lo que puede llevar a ser confundidos con trastornos como el TDAH o el trastorno negativista desafiante, cuando, en realidad, hablamos de un problema de conectividad del adulto hacia las necesidades del menor. La investigación pone de relieve que ante el trauma la conectividad entre ambos hemisferios es significativamente menor, lo que va a dificultar la integración del acontecimiento. Favorecer la wifi cerebral es algo que va a beneficiar no solo la relación entre padres e hijos, sino que será un excelente amortiguador de futuros eventos estresantes y traumáticos.

¿Sabías que... la huella cerebral del trauma se suele ubicar principalmente en el hemisferio derecho de la persona?

Narrativa: ordenando el caos cerebral

Cada vez que nuestro hijo viva una situación con un impacto emocional significativo, es nuestro deber poner orden a todo el caos que haya en su cerebro. Además, debemos conectar lo que siente con el lugar del cuerpo en el que lo siente. Preguntarle dónde siente la rabia o la tristeza le puede ayudar a conectar con su cuerpo. En caso de que el acontecimiento estresante se silencie y no se legitime al menor a sentir miedo o pena, es probable que se convierta en un acontecimiento traumático, provocando un pequeño o gran nudo metafórico en su cerebro. Ya hemos comentado que el hemisferio derecho se desarrolla antes en el menor y ahí es donde se localiza todo lo emocional y relacional. Por este motivo, como ya vimos en el capítulo 2, el tacto y las caricias son tan necesarias en nuestra especie, sobre todo en los primeros años de vida.

Posteriormente, se desarrollará el hemisferio izquierdo, que tiene funciones más verbales y nos ayudará a poner palabras a todo aquello que sentimos. La comunicación entre ambos hemisferios es imprescindible y nos ayudará a una sana integración entre lo emocional y lo verbal. Desgraciadamente, el trauma no nos deja relatos coherentes e integrados sobre lo ocurrido, sino más bien huellas sensoriales y afectivas fragmentadas y disociadas. Podemos recordar imágenes, sonidos y sensaciones corporales, pero desconectadas.

¿Sabías que... el cuerpo calloso es la estructura cerebral que se encarga de hacer de puente entre el hemisferio derecho (emocional) y el hemisferio izquierdo (verbal)?

Van der Kolk y Fisler (1995) llevaron a cabo un interesante estudio donde pidieron a un grupo de voluntarios que detallaran acontecimientos de sus vidas tanto agradables como traumáticos. Una vez que analizaron la manera de relatar los acontecimientos, llegaron a dos conclusiones. En primer lugar, vieron que los acontecimientos positivos se organizan en el cerebro de una manera muy diferente a cómo se codifican los acontecimientos traumáticos. Ya hemos visto que los primeros están integrados en el cerebro, mientras que los segundos están disociados. Eventos que pueden ser agradables como las bodas, las vacaciones o el nacimiento de un hijo suelen ser historias integradas que son narradas con un inicio, un nudo y un desenlace a diferencia de los recuerdos traumáticos que están desorganizados. En segundo lugar, los autores vieron que las reacciones corporales de los voluntarios eran diferentes en función del tipo de recuerdo. Desde luego, nuestro cuerpo no reacciona de la misma manera cuando narramos un viaje que recordamos con mucho cariño a cómo recordamos ese fatídico día que está marcado en rojo en el calendario. En conclusión, observaron que la diferencia a la hora de narrar recuerdos positivos y negativos se debe tanto a la organización como a las reacciones físicas que provocaban dichos recuerdos.

El resto del capítulo lo dedicaré a hablar de las áreas cerebrales que son más relevantes para una correcta integración de los diferentes acontecimientos estresantes. No es mi objetivo desarrollar un capítulo sobre anatomía cerebral, sino más bien entender qué estructuras de nuestro cerebro están implicadas cuando tenemos delante a un menor o a un adulto traumatizado. Sabemos que las funciones de las áreas cerebrales inferiores las compartimos con los reptiles como las lagartijas y los dragones de Komodo. Las áreas centrales de nuestro encéfalo las compartimos con el resto de mamíferos, especies que tenemos la suerte de sentir emociones y relacionarnos. Las áreas más externas de nuestro cerebro (neocórtex) las compartimos con el resto de primates, mientras que las funciones ejecutivas que encontramos en la corteza prefrontal son exclusivas del ser humano. Al lector que esté interesado en profundizar y conocer más sobre el funcionamiento cerebral le recomiendo mi libro *El cerebro infantil y adolescente. Claves y secretos de la Neuroeducación*, en donde explico con detalle cómo se desarrolla el cerebro de nuestros hijos en la etapa infantil y adolescente, y donde desarrollo mi modelo pedagógico de los cuatro cerebros.

¿Sabías que... nuestro cerebro está programado para reaccionar y sentir antes que para pensar y reflexionar?

Tronco encefálico: supervivencia en estado puro

El tronco encefálico, también conocido como tallo cerebral, es la estructura del encéfalo más antigua. Anatómicamente, une el cerebro con la médula espinal. Sus principales funciones tienen que ver con la supervivencia: alimentación, hidratación, respiración, digestión, temperatura estable, reproducción, etc. Dado que es un área del cerebro que ya está preparada para funcionar de manera autónoma desde antes de nacer, el neonato ya puede «activar» dichas funciones de supervivencia: alimentación, descanso, llanto, respiración, dolor, orinar y defecar, etc. Gracias al tronco encefálico podemos activar las funciones de supervivencia como la lucha, la huida y la parálisis.

¿Sabías que... cada vez que se activa el tronco encefálico ante una situación de amenaza se suele inhibir la corteza prefrontal, volviéndose la persona más reactiva y menos ejecutiva?

El Sistema Reticular Activador Ascendente (SRAA) lo integran un conjunto de neuronas que se ubican en el tronco encefálico y cuya función principal es filtrar la información relevante proveniente del exterior. Si te acabas de comprar una chaqueta de cuero amarilla, es muy probable que empieces a verla en todas partes porque tu SRAA filtra esa información. Si ahora nos centramos en el niño que vive situaciones de abuso habitualmente, es normal que su Sistema Reticular Activador Ascendente vea peligro en casi cualquier lugar. El día a día que vive hace que su filtro esté sesgado. Es como si sus áreas cerebrales inferiores tuvieran a Rambo en modo alerta constante para defenderse de los constantes peligros que hay en su ambiente. Aunque el niño abusado haga un

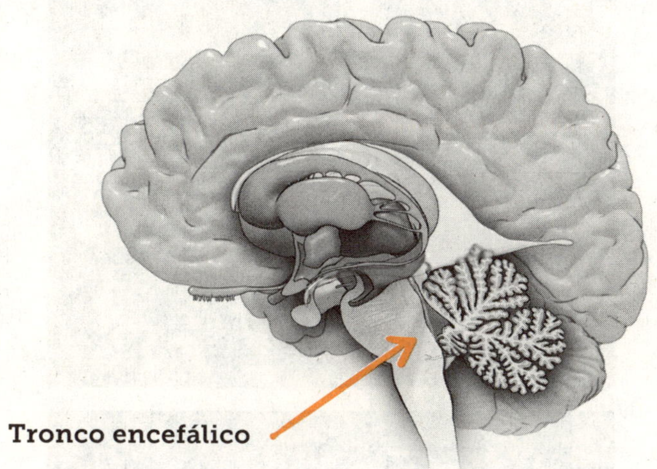

gran esfuerzo por seguir adelante en la vida como si nada hubiera ocurrido, su cerebro de supervivencia se activará, incluso bastantes años después del trauma, liberando cortisol ante el más mínimo peligro percibido.

Tálamo: el cocinero del cerebro

Anatómicamente hablando, justo encima del tronco encefálico está el sistema límbico, el lugar donde surge la emoción y donde están los centros cerebrales de la amenaza y de la protección. En el sistema límbico encontramos estructuras como el tálamo y las amígdalas cerebrales, entre otras muchas zonas cerebrales.

El tálamo tiene la misión de recibir toda la información que proviene de los sentidos. A continuación, distribuye dicha información a las amígdalas cerebrales y a los lóbulos cerebrales correspondientes. Si algo que hemos escuchado o visto nos resulta amenazante, será el tálamo quien reciba dicha información y quien mande a las amígdalas cerebrales la información para que valore el grado de amenaza y a los lóbulos para identificar de qué estímulo se trata. Los lóbulos dotan de significado la información perceptual que reciben del tálamo, mientras que las amígdalas dotan de significado

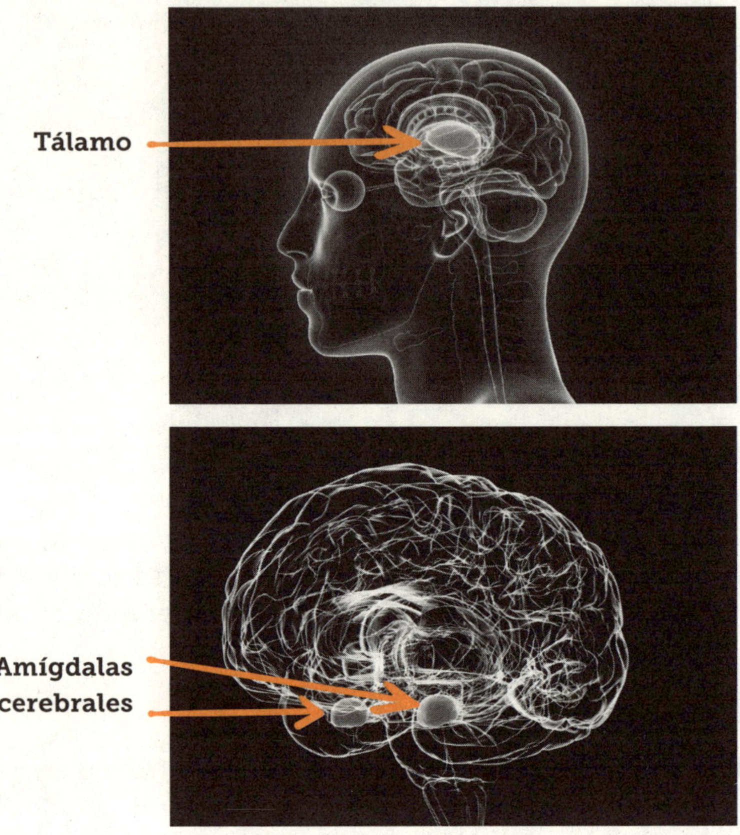

emocional lo percibido sin que aún sepamos qué objeto está delante de nosotros. Gerald Edelman, premio Nobel de Medicina en 1972, llamó al tálamo el «cocinero del cerebro» en alusión a su función de integración de toda la información que proviene de los diferentes sentidos.

¿Sabías que... todos los animales que vivimos en grupo y cuidamos a nuestras crías tenemos sistema límbico?

Amígdalas cerebrales: el detector de humo

Una vez que la información de los sentidos llega al tálamo, este la reenvía, en milésimas de segundos, a las amígdalas cerebrales para valorar de manera automática e inconsciente la posible amenaza. Esta es la principal función de las amígdalas, saber si hay peligro o más bien nos encontramos en zona segura. Las amígdalas cerebrales están ya formadas antes del nacimiento. Nos alertan de aquello que es o fue peligroso en un pasado, aunque en el presente no lo sea. Por este motivo, Bessel van der Kolk comparó las amígdalas cerebrales con un detector de humo que nos avisa de potenciales peligros y amenazas. El problema de un niño o un adulto traumatizado es que su detector percibe humo y peligro donde no lo hay. El trauma hace que el detector pueda catalogar una situación segura como peligrosa y que la persona reaccione de manera arrebatada. Si a una persona traumatizada se le muestran imágenes o sonidos relacionados con su experiencia traumática, sus amígdalas reaccionarán de manera alarmante. Incluso años o décadas después del acontecimiento traumático, la amígdala reaccionará liberando cortisol, adrenalina, aumentando la respiración y disparando el ritmo cardiaco para preparar el cuerpo para luchar o huir. El detector de humo de una persona traumatizada está influido por su historia de trauma.

¡Recuerda!
El trauma aumenta la probabilidad de interpretar incorrectamente una situación o estímulo como amenazante.

Prácticas como el *mindfulness* o el yoga tienen importantes beneficios en las personas traumatizadas, pues aumentan la activación de la corteza prefrontal y disminuyen la hiperactivación de las amígdalas cerebrales. Esto hace que la sensación de control se incremente de manera significativa en la persona que lleva a cabo dichas prácticas. Por lo tanto, tanto una como otra práctica son dos grandes recursos para disminuir el detector de humo del cerebro.

¿Sabías que... el cerebro inferior se encarga de funciones tan necesarias como la protección, la seguridad, la amenaza y el placer?

Área de Broca: produciendo el lenguaje

El área de Broca se ubica en la capa más externa de nuestro cerebro (neocórtex), en concreto en el lóbulo frontal izquierdo. Está especializada en el lenguaje y nos permite expresar lo que sentimos. Se ha comprobado con sofisticadas pruebas de neuroimagen que el área de Broca de la persona traumatizada, cuando reexperimenta el acontecimiento traumático, se desconecta. Esto apoya la idea de que la persona traumatizada no tiene una narrativa elaborada ni integrada sobre lo que sucedió. Por este motivo debemos ayudar a la víctima a elaborar y narrar de manera adecuada lo que vivió. En los años noventa, Van der Kolk hizo un estudio para ver qué zonas cerebrales estaban activas y desconectadas en pacientes traumatizados. Cuando les pedía a los pacientes que recordaran el acontecimiento traumático, pudo comprobar, como ya hemos adelantado antes, que el área de Broca se desconectaba. Estos pacientes tenían áreas de Broca más pequeñas en comparación con la población normal, lo que explicaba la dificultad que tienen las personas traumatizadas para ponerle palabras a aquello que sintieron. Van der Kolk también vio que cuando el paciente traumatizado tiene un *flashback*, el hemisferio derecho es el que se activa de manera significativa, mientras que el hemisferio izquierdo suele desconectarse.

¡Recuerda!
Los *flashbacks* típicos de las personas traumatizadas hacen que su área de Broca se desactive y les dificulte narrar lo ocurrido.

Corteza prefrontal: sede de la humanidad

La corteza prefrontal se ubica justo detrás de la frente y ocupa, aproximadamente, un tercio de nuestro neocórtex. Aquí es donde se ubican las funciones ejecutivas, es decir, aquellas «aplicaciones cerebrales superiores» que nos diferencian del resto de animales: concentración, control de impulsos, planificación, retraso de gratificaciones, memoria operativa, automotivación, flexibilidad cognitiva, solución de problemas, autorregulación emocional, etc. Gracias a la corteza prefrontal llegamos a ser capaces de concentrarnos en una clase, no comer aunque estemos hambrientos, no pegar a pesar de nuestro enfado o tomar decisiones importantes de manera consciente, entre otros muchos ejemplos. La corteza prefrontal nos permite dotar de sentido y significado lo que ocurre a nuestro alrededor. Por ejemplo, somos capaces de entender que, si tu vecino está enfadado, quizás no sea por tu culpa sino por otros motivos que nada tienen que ver contigo. Este tipo de elucubraciones son posibles gracias a nuestra corteza prefrontal.

¡Recuerda!
El cerebro procesa la información de abajo a arriba, motivo por el cual primero reaccionamos y sentimos emociones para posteriormente ser capaces de pensar y ser ejecutivos.

Las personas traumatizadas suelen tener un mayor desequilibrio y peor coordinación entre su corteza prefrontal y sus amígdalas cerebrales. No siempre su corteza prefrontal puede calmar aquello que siente o puede dotar de significado lo que ha ocurrido. Por ejemplo, un adulto traumatizado puede desregularse y experimentar un *flashback* por algo tan sencillo e inocuo, aparentemente, como un portazo o unos fuegos artificiales. En esta ocasión, los cerebros inferiores se vuelven dominantes y desactivan la corteza prefrontal.

¿Sabías que... en la fase de sueño REM integramos lo que hemos experimentado en la vigilia? Sin embargo, las pesadillas son la consecuencia de no haber podido integrar algo durante la vigilia.

Corteza prefrontal

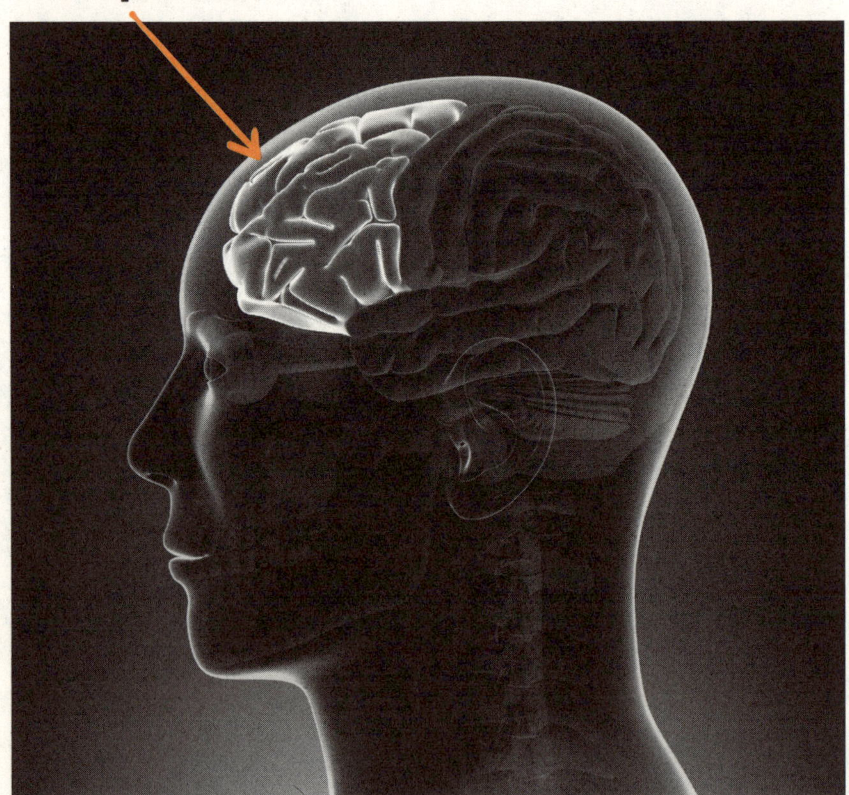

IDEAS CLAVE

- Tanto las buenas como las malas experiencias dejan una huella en nuestro cerebro.

- Una liberación excesiva de cortisol puede perjudicar de manera negativa al desarrollo de estructuras cerebrales como la corteza prefrontal, el hipocampo o el cuerpo calloso.

- Los menores que han tenido adultos poco responsivos suelen tener un menor desarrollo de su corteza prefrontal y unas amígdalas cerebrales con un mayor tamaño.

- Las personas traumatizadas tienen menor conexión entre sus hemisferios cerebrales, lo que hace que la probabilidad de integrar el trauma sea menor.

- El tronco encefálico es la estructura más arcaica de nuestro encéfalo y se encarga de las funciones de supervivencia: alimentación, hidratación, descanso, temperatura estable, sexualidad, etcétera.

- El sistema límbico es la zona del cerebro que nos permite emocionarnos, relacionarnos y apegarnos a nuestras figuras de referencia.

- El tálamo es una estructura del sistema límbico cuya función es recibir la información que proviene de los sentidos. Una vez recibida la información sensorial, esta es enviada tanto a las amígdalas cerebrales como a los diferentes lóbulos cerebrales.

- Las amígdalas cerebrales valoran de manera automática e inconsciente posibles amenazas.

- Bessel Van der Kolk comparó la función de las amígdalas cerebrales con un detector de humo que nos avisa de potenciales peligros.

- Los niños y los adultos traumatizados tienen su detector de humo distorsionado, percibiendo peligro donde no lo hay.

- El trauma aumenta la probabilidad de interpretar incorrectamente una situación o estímulo como amenazante.

- La conciencia plena (*mindfulness*) y el yoga son prácticas muy recomendables para personas traumatizadas, ya que aumentan la activación de la corteza prefrontal y disminuyen la hiperactivación de las amígdalas cerebrales.

- El área de Broca se ubica en el lóbulo frontal izquierdo y nos permite expresar lo que sentimos y pensamos. Es por ello por lo que el área de Broca de una persona traumatizada que está reexperimentando su acontecimiento traumático se desconectará.

- Van der Kolk comprobó que los pacientes traumatizados tenían el área de Broca más pequeña en comparación con la población normal, lo que explicaba la dificultad que tienen para narrar lo que vivieron y sintieron.

- Ante los *flashbacks* tan habituales en pacientes traumatizados, el hemisferio derecho es el que se activa de manera significativa, mientras que el hemisferio izquierdo suele desconectarse.

- En la corteza prefrontal es donde se ubican las funciones ejecutivas, unas «aplicaciones cerebrales» que nos diferencian del resto de las especies.

- Las personas traumatizadas suelen tener un mayor desequilibrio y peor coordinación entre su corteza prefrontal y sus amígdalas cerebrales, haciendo que la persona se vuelva reactiva y emocional.

CAPÍTULO 13

¿Cómo reaccionamos ante una amenaza?

La protesta emocional ante la separación es una respuesta natural adaptativa cuya función es la de restaurar el vínculo.

John Bowlby

Cortisol, adrenalina y cerebro

Ante cualquier amenaza, el tronco encefálico pone en marcha una reacción automática e involuntaria para activar el cuerpo con el objetivo de protegerse ante el inminente peligro. El cuerpo activa una serie de mecanismos que van a ayudar a la persona a encontrar la seguridad lo antes posible: aumento de la frecuencia cardiaca, respiración agitada, aumento de la temperatura corporal, etc. Además, las glándulas suprarrenales liberan cortisol y adrenalina, lo que facilita la reactividad y la disminución de la actividad de la corteza prefrontal, algo necesario cuando la supervivencia está en juego. Por todos es sabido que la adrenalina nos invita a la acción, mientras que el cortisol nos impide pensar, razonar y ser ejecutivos.

¿Sabías que... si el adulto es constante, predecible y cariñoso con sus hijos, la respuesta al estrés del menor será más resistente?

El cortisol tiene una función protectora, ya que, al inhibir el cerebro superior, nos permite centrarnos en el peligro y reaccionar de manera inmediata e inconsciente. También es cierto que, como ya hemos comentado, aquellos niños que segregan excesivo cortisol pueden encontrarse con dificultades importantes. David Haley llevó a cabo un interesante estudio en la Universidad de Toronto (Canadá) donde un grupo de madres ignoraba a sus bebés durante tan solo dos minutos. Los investigadores midieron el nivel de cortisol en los bebés y comprobaron algo que no os extrañará: sus niveles de cortisol en sangre eran elevados. Al día siguiente, antes de continuar con el estudio, comprobaron que los bebés tenían el cortisol alto. Esto se debía a que habían asociado de manera inconsciente que en ese lugar sus madres no les atendían y por eso se activaban los circuitos del cortisol. Aquellos bebés que el día anterior sí que habían sido atendidos por sus madres de manera regular no aumentaron sus niveles de cortisol, puesto que no habían vivido la desatención materna.

La adrenalina es una hormona que activa las glándulas suprarrenales y que se libera cuando necesitamos poner el cuerpo en acción en milésimas de segundos. No es un capricho, es porque nuestra vida corre peligro. Por lo tanto, la adrenalina nos ayuda a luchar o huir de contextos potencialmente peligrosos. Tanto la adrenalina como el cortisol tardan más en volver a sus niveles normales en las personas traumatizadas en comparación con las personas no traumatizadas. Son muchas las repercusiones que podemos observar en las personas que tienen los niveles de adrenalina y cortisol elevados, como, por ejemplo, dificultades en la memoria, en la concentración, reactividad excesiva, cambios de humor frecuentes y trastornos del sueño.

¿Sabías que... niveles bajos y predecibles de estrés pueden aumentar nuestra capacidad de resiliencia?

La teoría polivagal de Stephen Porges

Stephen Porges, psicólogo y neurocientífico estadounidense, desarrolló la teoría polivagal en 1994. Gracias a sus investigaciones podemos conocer de qué manera reaccionamos ante situaciones estresantes. Su teoría nos permite comprender qué ocurre en nuestro cerebro, cómo reacciona nuestro cuerpo y qué conductas llevamos a cabo cuando estamos en situaciones peligrosas. Como veremos ahora, aunque el sistema de ataque-huida es fundamental en la teoría polivagal, para Porges la conexión con los demás es prioritaria, algo que ya hemos abordado a lo largo de este libro.

> ¿Sabías que... la expresión «lucha-huida» fue acuñada por Walter Canon en 1915?

Según Porges, cuando nos encontramos ante una situación peligrosa o amenazante (robo, violación, abandono, daño, abuso sexual, etc.), activamos los tres siguientes sistemas de manera secuencial:

1. **Sistema de conexión social:** ante un peligro, lo primero que hacemos es apelar a la empatía del maltratador o persona que nos quiere hacer daño. También podemos buscar ayuda, siempre y cuando sea posible. El sistema de conexión social es el más moderno evolutivamente hablando.

2. **Sistema de ataque-huida:** en caso de que la conexión social no haya sido efectiva, el sistema nervioso simpático activará la movilización: ataque o huida. Nos centramos en la amenaza y se bloquea la posibilidad de reflexionar y ser ejecutivos. El ritmo cardiaco se acelera y se envía

sangre a los músculos para atacar o huir. La adrenalina inunda todo nuestro cuerpo.

3. **Sistema de desconexión:** si los dos sistemas anteriores han fracasado, entonces nos desconectamos e inmovilizamos. Aquí se activa el sistema nervioso parasimpático que es el responsable de la relajación. El sistema de desconexión es el más arcaico de los tres. Es como si nos apagáramos porque las alternativas anteriores no han funcionado. El ritmo cardiaco se vuelve muy lento y el cuerpo libera opioides y endorfinas que son los analgésicos naturales. Nos disociamos.

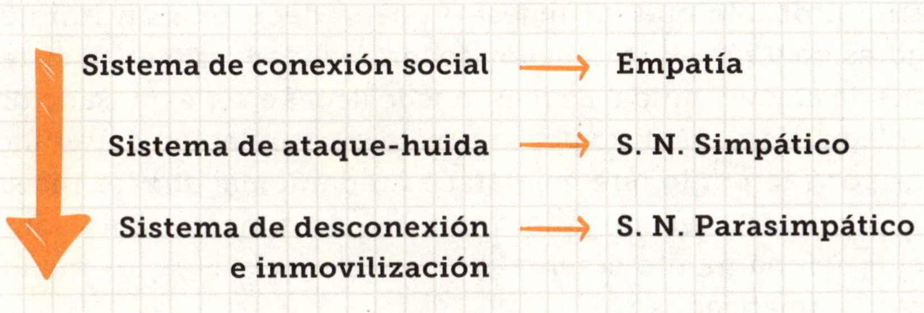

En el capítulo 3 veíamos en qué consistía el estudio de laboratorio conocido como *still face*, ¿recuerdas? Bien, existe un paralelismo interesante entre el estudio de Edward Tronick y los tres sistemas de la teoría polivagal de Porges. Cuando la madre no se muestra responsiva o contingente ante las necesidades del niño, este trata de apelar a la empatía de su madre mediante el sistema de conexión social: sonrisas, movimientos, palmadas, gritos, gemidos, etc. El bebé trata por todos los medios de volver a la situación de conexión y disfrute que había antes, pero no lo consigue. Cuando el pequeño se da cuenta de que no ha tenido éxito, pasa a la fase de ataque-huida, donde se hiperactiva gracias a su sistema nervioso simpático: mueve sus manos, se ríe, se mueve de manera desesperada, llora, etc. Hace todo lo que puede, pero sin éxito alguno. Si su mamá le hubiese atendido en ese momento, se hubiera tranquilizado y regulado emocionalmente, pero su mamá sigue sin hacerle caso, por lo que activa el sistema de desconexión. Si esto en vez de ser un estudio de escasos segundos de duración fuera la manera habitual de relacionarse entre una madre y su hijo, el pequeño desarrollaría ideas sobre sí mismo y el entorno muy negativas: peligro, daño, miedo, abandono, vacío, silencio, trauma, dolor, etc. Las huellas que puede dejar la ausencia de conectividad y responsividad por parte de un adulto a un niño pueden ser verdaderamente traumáticas. En ocasiones, las reacciones de ataque-huida pueden ser malinterpretadas en el colegio si los maestros no están formados en trauma. No solo es posible, sino probable que un maestro pueda decir que un niño es agresivo y maleducado cuando, en realidad, está en el sistema de ataque-huida. Es más, puede llegar a ser expulsado del colegio o del instituto por una mala interpretación del adulto. Es por ello por lo que me parece fundamental que los maestros y profesores tengan un mínimo de conocimiento sobre el funcionamiento cerebral y comportamental de los menores traumatizados.

¿Sabías que... la protección y la red social son los mecanismos más potentes contra el estrés, el abandono y el trauma?

Ejemplos cotidianos y no tan cotidianos

En el último apartado de este capítulo me gustaría describir brevemente algunos ejemplos y aplicaciones prácticas de la teoría polivagal de Stephen Porges.

El impala en las llanuras del Serengueti

En primer lugar, pensemos en un impala que está tranquilamente en las llanuras del Serengueti cuando, de repente, detecta una leona que le está mirando fijamente. Pocos lugares encontrará donde estar a buen recaudo, por lo que ante el peligro activa automáticamente la huida. Comienza a correr tratando de evitar su muerte. Fruto del cansancio, el impala va disminuyendo su velocidad, algo que permite a la leona atraparle. Al no tener otra salida, el impala entra en la fase de desconexión justo antes de morir. El impala entra en *shock* y queda temporalmente congelado para que la leona crea que está muerto. La leona, convencida de que el impala está muerto, se aleja para traer sus cachorros hasta la comida recién cazada. Una vez que la leona se marcha, el impala sale del estado de *shock*, se levanta, tiembla para descargar toda la energía acumulada ante la situación estresante que acaba de vivir y huye rápidamente. Al regresar, la leona se da cuenta de que el impala no está. Cuántos animales habrán sobrevivido gracias al reflejo cadavérico. La congelación es una herramienta utilizada por muchos animales tan efectiva como la lucha o la huida.

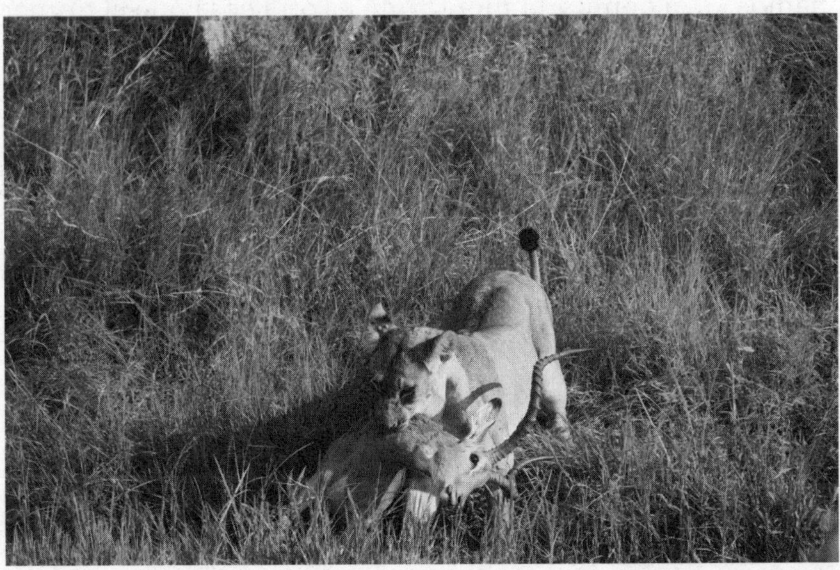

> ¿Sabías que... algunos animales como el oso polar tiemblan y respiran de manera profunda después del *shock* emocional como mecanismo para eliminar todo el estrés acumulado?

Cuando el trauma se confunde con un trastorno de conducta

Pensemos ahora en un niño que, desgraciadamente, está viviendo una infancia muy traumática. Su padre no suele aparecer mucho por casa, su madre es cariñosa, pero pierde muy fácilmente los nervios llegando a pegar a su hijo y, para colmo, el pequeño está sufriendo acoso en el colegio. No son buenas noticias, pero el menor está expresando una serie de síntomas para llamar la atención de sus adultos de referencia: se «porta mal», contesta, grita, pega a su madre y a su hermano pequeño, no atiende en clase, etc. El problema es que los adultos malinterpretamos los síntomas que manifiestan nuestros hijos como señal de ayuda. Aunque no lo veamos, los síntomas que muestra el niño, aquello que los adultos llamamos «mal comportamiento» no es otra cosa que el primer sistema del que habla Porges: sistema de conexión. El niño está pidiendo ayuda de la única manera que sabe, pero no le entendemos. Como el menor no obtiene respuesta, pasa al sistema de ataque-huida y posteriormente al de desconexión, llegando a ser diagnosticado de prácticamente cualquier trastorno que podamos encontrar en el DSM-5. Como señala Alan Schore, el niño traumatizado mostrará primero la hiperactividad y después la disociación. Como ya sabes, querido lector, la hiperactividad se puede confundir con el TDAH de subtipo hiperactivo-impulsivo o combinado, mientras que la disociación se puede confundir con el TDAH de subtipo inatento.

¿Sabías que... es habitual que en las personas traumatizadas aparezca en primer lugar la inmovilización y la desconexión? Se quedan paralizadas sin saber qué hacer porque conectan con sus traumas pasados.

La violación grupal de La Manada en los Sanfermines

Y en último lugar hablaré brevemente del desgraciado acontecimiento que ocurrió en la madrugada del 7 de julio del 2016 en Pamplona, en plena fiestas de los Sanfermines. Como desafortunadamente sabéis, una joven fue brutalmente violada por un grupo de cinco chicos. El caso fue muy mediático y conocido con el nombre de La manada, ya que es así como se hacían llamar. Lo primero que hacemos ante una situación como esta es apelar a la empatía de los violadores: «por favor, llevaos lo que queráis, pero no me hagáis daño» o «llévate todo el dinero». Desgraciadamente, la probabilidad de disuadirles de lo que tenían pensado hacer era muy baja. Por lo tanto, el sistema social da paso al sistema de lucha-huida. La chica trató por todos sus medios de escapar, pero no fue posible. Luchó contra ellos, pero tampoco surtió efecto. La última opción que le quedó fue la desconexión de su cuerpo y de su mente. La disociación es un mecanismo de defensa adecuado y adaptativo que nos permite protegernos de algo terrorífico e incomprensible.

IDEAS CLAVE

- El tronco encefálico se activa cada vez que percibimos que hay una potencial amenaza que pone en riesgo nuestra seguridad.

- El cortisol impide que podamos ser ejecutivos en una situación amenazante, activando la reactividad.

- La adrenalina es fundamental para activar nuestro cuerpo en situaciones de potencial peligro.

- Las personas con altos niveles de cortisol y adrenalina muestran problemas memorísticos, de concentración y dificultades para conciliar el sueño.

- La teoría polivagal de Stephen Porges nos permite comprender cómo reacciona nuestro cerebro y nuestro cuerpo ante situaciones estresantes y amenazantes.

- Los tres sistemas de la teoría polivagal de Porges son: sistema de conexión, sistema de ataque-huida y sistema de desconexión.

- Existe una relación muy estrecha entre el estudio del *still face* y la teoría polivagal de Stephen Porges.

- Algunos niños que están traumatizados y se muestran hiperactivos son erróneamente diagnosticados de TDAH de subtipo hiperactivo-impulsivo.

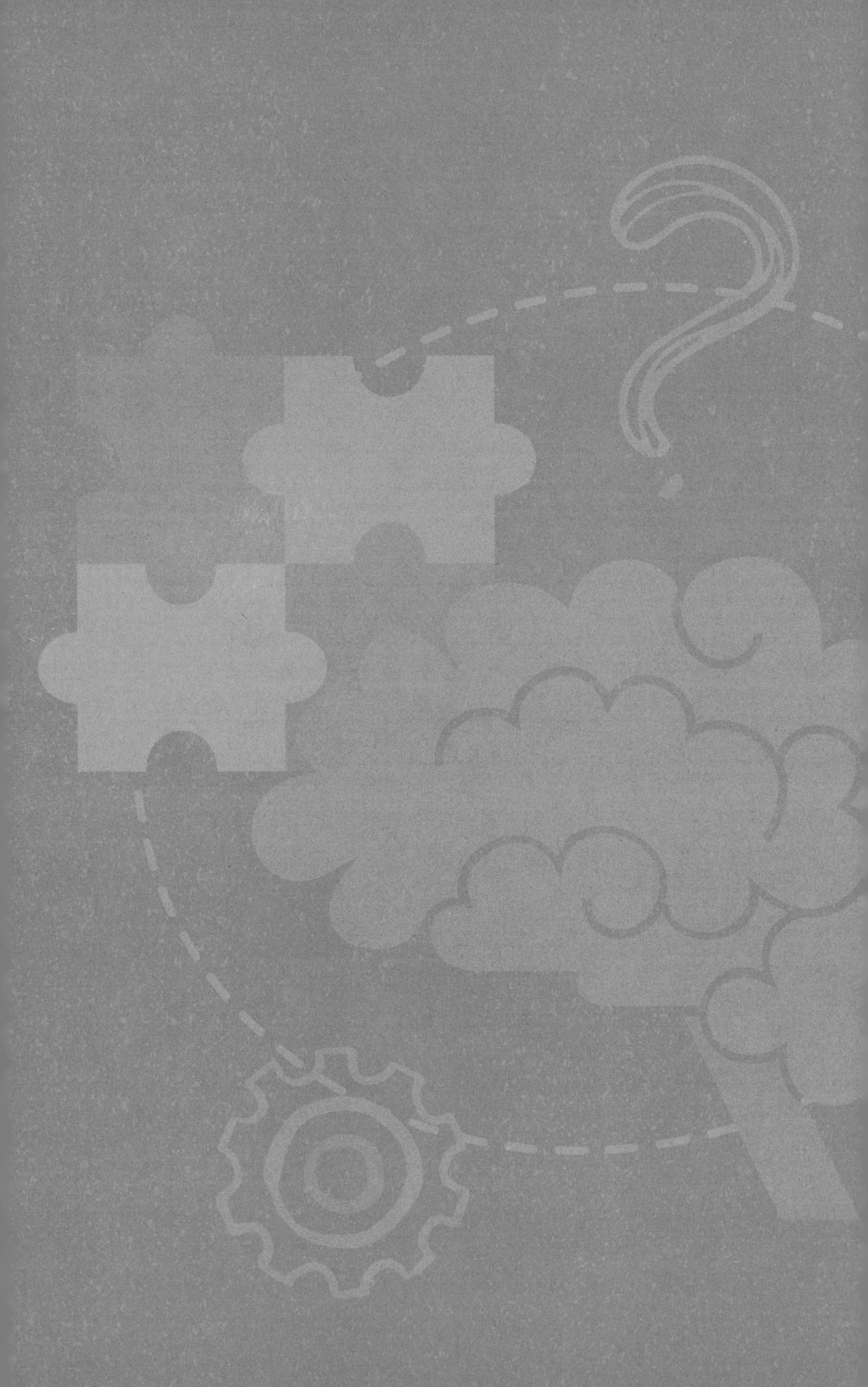

SEXTA PARTE:

Comprendiendo y ayudando a la persona traumatizada

CAPÍTULO 14

Alexitimia y mentalización: enemigos íntimos

Para poder mentalizar has de haber sido mentalizado por tus figuras de apego.
DONALD WINNICOTT

Los ojos azules del doctor Bisquerra

Me gustaría compartir con vosotros una anécdota que explica muy bien la relevancia que tenemos los adultos a la hora de mentalizar e interpretar lo que sienten los menores. El doctor Rafael Bisquerra, uno de los máximos referentes y pioneros de la educación emocional a nivel internacional, me contó una interesante historia autobiográfica en un viaje que hicimos a Chile para promocionar la educación emocional del país. El doctor Bisquerra recuerda perfectamente que en su infancia muchos adultos le hacían comentarios sobre sus bonitos ojos azules. Los adultos reconocían la belleza de sus ojos con frases del tipo: «¿A dónde vas con esos ojos azules?». El pequeño Bisquerra, lejos de entender que los adultos le estaban alabando, sentía una gran vergüenza. Tanto es así que desde bien pequeño abría muy poco los ojos para evitar que se los viesen. No se sentía nada orgulloso de ellos. Para él era un motivo del que avergonzarse y trataba de salir airoso sin que nadie le dijera nada de sus ojos. Lo que le llevó a sentir tanta vergüenza fue un fallo en la traducción y en la mentalización. Si algún adulto le hubiera traducido de manera contingente que lo que le decían era un halago y no una crítica, seguramente no hubiera sentido tanta vergüenza. No interpretó correctamente el sentido positivo de las frases de los adultos y entendió que el color azul de sus ojos era algo negativo de lo que debía avergonzarse. Con esta anécdota del doctor Bisquerra, que tanto le hizo sufrir, arrancamos este capítulo en el que hablaremos de la importancia de la mentalización. Quiero agradecer a mi amigo Rafael Bisquerra por permitirme contar su historia.

Analfabetos emocionales

Daniel Goleman lleva muchos años utilizando el concepto de «analfabetos emocionales» para referirse al nulo vocabulario emocional que tenemos cuando somos pequeños. El analfabetismo emocional de los menores solo se puede solucionar alfabetizando las emociones. Y esta es una tarea que solo pueden llevar a cabo los adultos. De una manera más técnica, el psiquiatra Peter Sifneos acuñó el concepto de «alexitimia» para referirse a la incapacidad de identificar, nombrar y gestionar el mundo de los afectos desde que nacemos. De hecho, etimológicamente hablando, alexitimia proviene del griego y quiere decir «no poder poner palabras a los sentimientos». Por lo tanto, Goleman y Sifneos hablaban de lo mismo, pero con conceptos diferentes. Las personas que padecen alexitimia no tienen un vocabulario para designar el amplio abanico de emociones que existen. Las personas con alexitimia sienten emociones, pero no pueden ser conscientes de ellas, por lo que no las pueden nombrar. Si no hubo, al menos, un adulto que decodificara o tradujera el complejo mundo de las emociones, difícilmente en un futuro será una persona emocionalmente inteligente. Al no ser capaces de saber lo que pasa en su cuerpo, pierden la conexión con sus necesidades. Es por ello por lo que las personas con alexitimia suelen quejarse de numerosos dolores físicos (somatizaciones). Cuando los doctores hacen exploraciones de estos síntomas físicos, no encuentran nada, motivo por el cual quedan sin ser diagnosticados. El doctor Lane y su equipo de investigación vieron que los pacientes que tienen alexitimia son incapaces de reconocer las caras de enfado en otras personas, lo cual es un paso atrás gigante en relación a la adaptación de la persona. Como veremos más adelante en el capítulo, saber lo que piensan y sienten los demás es imprescindible para una buena inteligencia social. Por este motivo, explicarles a los pacientes con alexitimia lo qué les pasa y por qué les pasa desarrolla la memoria semántica del paciente y le ayuda a conocerse mejor.

Cuando el cuerpo habla: somatización

La alexitimia nos lleva a la somatización, es decir, la expresión mediante el cuerpo de aquello que siento (miedo, rabia, ansiedad, disgusto, etc.), pero de lo que no soy consciente. Cuando somatizamos es porque no hemos podido tomar consciencia de lo que sentimos ni de localizarlo en el cuerpo.

¿Sabías que... dentro del estilo de apego inseguro donde mayor número de somatizaciones nos encontramos es en el apego inseguro de tipo evitativo? No toman consciencia de lo que sienten y huyen constantemente de sus emociones.

Os contaré algo que sucedió con la mayoría de mis pacientes en el 2020, justo después que dejáramos de estar confinados por el coronavirus en España. Poco antes de que llegara el verano y las consecuentes vacaciones en mi país, el Gobierno levantó el confinamiento. ¿Qué consecuencias tuvo? La mayoría de nosotros nos marchamos de vacaciones en agosto del 2020 con una sensación gigante de libertad después de haber estado encerrados en nuestras casas durante varias semanas. Al regresar de las vacaciones en el mes de septiembre, me encontré con algo que me sorprendió. Un porcentaje elevado de mis pacientes retomaban la psicoterapia con problemas dermatológicos, gástricos, cardiacos, intestinales, etc. Después de varias semanas encerrados y con altos niveles de estrés, descontrol e impredecibilidad, se marcharon de vacaciones felices y aliviados. Al no haber hecho consciencia de todo lo vivido y no haber puesto en palabras lo que sentimos en todas esas semanas encerrados, durante las vacaciones aparecieron arritmias, erupciones en la piel, taquicardias, hormigueos, etc. El cuerpo estaba hablando porque nosotros no lo habíamos hecho.

El cuerpo lleva la cuenta

Debemos hacer un esfuerzo por entender y comprender los mensajes que nos da el cuerpo: dolor de cabeza, arritmias, erupciones en la piel, sensación de ahogo, colon irritado, alteraciones del apetito, dificultades para conciliar el sueño, etc. Todos estos síntomas corporales son diferentes formas de pedir ayuda. En vez de pasar estas expresiones corporales por alto, os recomiendo que os hagáis cargo de ellas y de lo que implican. El cuerpo está constantemente registrando y guardando información, porque, como bien dice Alice Miller, el cuerpo es el guardián de nuestra verdad. Nunca nos miente y, aunque no seamos conscientes de toda la información que guarda, como explica Van der Kolk, el cuerpo lleva la cuenta. A pesar de que no recordamos consciente y explícitamente lo que ocurrió, el cuerpo tiene memoria y lo registra todo. Stephen Porges comenta que nuestra cabeza trata de dejar atrás el trauma huyendo de él o evitándolo, pero nuestro cuerpo nos mantiene atrapados en el pasado con una serie de emociones, sensaciones y afectos que no tienen palabras que lo describan.

La investigación ha puesto de manifiesto que las personas traumatizadas tienen grandes dificultades para activar la red neuronal por defecto, una estructura cerebral que nos permite ser conscientes de nosotros mismos. Si ignoramos los mensajes que nos da el cuerpo, entonces no estaremos en disposición de saber qué es realmente amenazante y qué es seguro. Recuerdo que hace unos años, unos padres me explicaron en consulta la situación traumática que había vivido su hijo de un año. A pesar de lo mal que lo pasaron, estaban muy aliviados porque los médicos les habían dicho que afortunadamente el bebé no se acordaría de nada. El hecho de que el hipocampo, centro cerebral de los recuerdos explícitos, no esté desarrollado hasta los tres o cuatro años aproximadamente, no impide que el cuerpo recuerde de manera implícita lo sucedido. Su cuerpo llevaba la cuenta y lo había almacenado, a pesar de que los médicos tranquilizaran a los padres diciéndoles que no lo recordaría. Claro que no lo recordaría explícitamente, pero sí implícitamente.

Mentalización

Pierre Marty, psicoanalista francés, fue quien acuñó el concepto de «mentalización» en los años sesenta. ¿Qué es exactamente la mentalización? Es la capacidad aprendida de ponerle nombre a las emociones, las sensaciones y los afectos que siente el niño. Sería algo así como datar de vida y consciencia a aquello que sentimos. Consiste en ponerle mente al mundo de los afectos. Si le pongo nombre a aquello que siento, por ejemplo, rabia, desesperanza o celos, es más probable que no somatice, puesto que he hecho consciencia de aquello que siento. Mentalizar es otorgar una mente al otro y organizar el cerebro caótico del niño pequeño. La mentalización es imprescindible para poder relacionarnos de manera sana y segura con los demás. Además, la mentalización es sinónimo de salud mental. Gracias ella somos capaces de interpretar y dar sentido a lo que sentimos, pero también nos permite entender los estados mentales del otro. Si quiero pedirle un favor a mi jefe y veo que hoy está muy enfadado o estresado, soy capaz de retrasar esta conversación porque tengo una buena capacidad de mentalización.

> ¿Sabías que... deberíamos tener un mínimo de mentalización sobre los cuatro o cinco años?

La mentalización es fundamental para una buena adaptación e inteligencia emocional, ya que nos permite entendernos y entender a los demás, además de predecir las conductas e intenciones de los otros. Ahora bien, para que un niño tenga una buena capacidad de mentalización, necesita tener unos adultos que puedan llevar a cabo esta tarea suficientemente bien. La mentalización es transgeneracional, se transmite de generación en generación como podemos ver en la frase de Donald Winnicott que encabeza este capítulo. Recordemos que el ser humano no nace con la capacidad de nombrar aquello que siente ni de ser consciente de lo que necesita, ya que somos analfabetos emocionales en el momento del nacimiento. Es gracias a la labor de traducción de los adultos por lo que llegamos a comprendernos.

Analfabetismo emocional (Alexitimia)

Traducción del adulto →

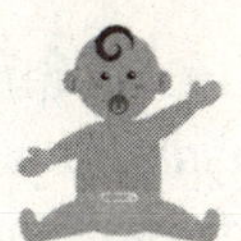

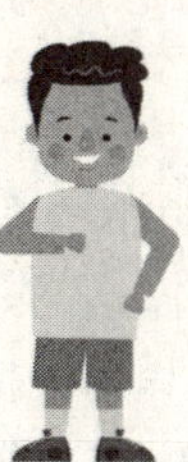

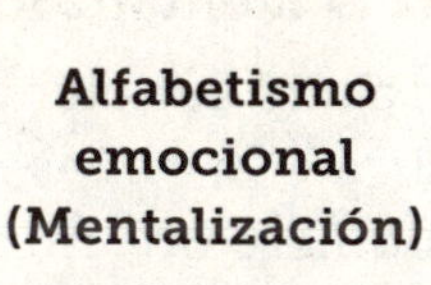

Alfabetismo emocional (Mentalización)

¿Sabías que... la mentalización requiere de un equilibrio entre las áreas neocorticales (pensamientos, lenguaje, cogniciones) y las áreas subcorticales (instintos, emociones, necesidades)?

Uno de los factores que va a posibilitar la mentalización es la especularización parental que desarrollamos ampliamente en el capítulo 4. Cuando el bebé o el niño llora, tiene hambre o está cansado, el adulto pone en marcha la especularización, que consiste en traducir aquello que le hace sentir mal y le da un nombre. Pero como todo esto es transgeneracional, la mentalización y la especularización dependerán, entre otras cosas, de que los adultos que rodean al menor tengan unas capacidades empáticas y mentalizadoras que funcionen suficientemente bien. Un recurso fantástico para trabajar la mentalización en nuestros hijos son los cuentos. En su lectura conjunta, tanto padres como hijos tienen la oportunidad de inferir e hipotetizar lo que sienten, piensan, quieren, notan y hacen los personajes del cuento. Es una manera maravillosa de poder trabajar la empatía, la mentalización y la inteligencia social jugando a inferir cómo se sienten los demás.

¡Recuerda!
El cerebro de los niños pequeños es completamente caótico. Cuando mentalizamos, ponemos orden y damos sentido a sus emociones, necesidades y sensaciones.

Cuando falla la mentalización

Ya hemos hablado suficientemente de los beneficios que tiene la mentalización en los niños, pero ¿y qué pasa cuando el menor no adquiere una mínima capacidad de mentalización? ¿En qué aspectos de su vida puede repercutir? Como decíamos antes, un niño no puede adquirir una buena capacidad de mentalización si sus padres no disponen de estas «aplicaciones cerebrales». Un padre que no fue mentalizado difícilmente va a poder mentalizar a su hijo. Si los adultos encargados del cuidado de los menores tienen problemas psicológicos serios, son maltratadores, abusadores o están constantemente en una emoción como la rabia, será poco probable que este menor tenga un cerebro estructurado y con capacidad de ser consciente de lo que siente y sienten los demás. Padres agresivos, maltratadores e incluso estresados de manera regular van a tener más dificultades para mentalizar a los más pequeños. A mayor miedo o secuestro amigdalar, menor capacidad mentalizadora. Si un padre o una madre no han resuelto sus traumas infantiles, van a tener dificultades para captar los estados mentales y las necesidades que tienen sus hijos.

¿Sabías que... uno de los trastornos donde más afectada puede llegar a estar la capacidad de mentalización es en el Trastorno del Espectro Autista (TEA)?

IDEAS CLAVE

- El ser humano nace sin ser capaz de poner nombre a lo que siente y, mucho menos, de regular sus afectos. A esto Daniel Goleman lo llamó «analfabetismo emocional».

- Las personas alexitímicas son aquellas que no tienen un vocabulario para designar las emociones que sienten.

- Las personas con alexitimia sienten emociones, pero no pueden ser conscientes de lo que sienten, por lo que no pueden nombrarlas ni localizarlas en su cuerpo.

- La somatización suele ser una consecuencia habitual de la alexitimia.

- Las personas que no expresan sus emociones suelen quejarse de diferentes dolores corporales (somatizaciones).

- Aunque no seamos conscientes de toda la información que guardamos, como bien dice Bessel van der Kolk, el cuerpo siempre lleva la cuenta.

- La memoria explícita y consciente no se desarrolla hasta los tres o cuatro años aproximadamente. El hipocampo es uno de los lugares del cerebro donde almacenamos la información.

- La mentalización es la capacidad que tenemos para poner nombre a las emociones y sensaciones corporales que experimentan nuestros hijos.

- Uno de los grandes pilares de la inteligencia social y emocional es la mentalización.

- Los cuentos son un fantástico recurso para trabajar la mentalización en los más pequeños.

- Un padre que no fue mentalizado difícilmente va a poder mentalizar a su hijo.

- A mayor miedo o secuestro amigdalar, menor capacidad de mentalización.

CAPÍTULO 15

El bucle de la reivindicación

Las emociones reprimidas nunca mueren,
están enterradas vivas y saldrán a la luz de la peor manera.
SIGMUND FREUD

Guille y la adicción que rellenó su vacío emocional

Guille es alumno universitario de Ingeniería de Agrónomos. Ha sido recientemente diagnosticado de TDAH por un psiquiatra. Acude a mi consulta a la edad de veinte años, obligado por su familia, por invertir mucho dinero en apuestas deportivas a través de Internet. Sus padres y hermanos están desesperados con Guille, quien aún tiene deudas importantes que pagar. No saben qué más hacer para que deje de apostar. Cuando veo a Guille por primera vez, aunque venga a consulta obligado por su familia, me dice que él es el primero que quiere dejar de apostar. Lo que veo es que existe un conflicto claro entre su neocorteza («apostar en Internet no me trae nada bueno») y su sistema límbico («el juego me aporta una adrenalina que me hace sentir muy bien»). Al evaluar en profundidad su infancia y adolescencia, comprendo lo que está ocurriendo en el presente. Guille no fue protegido de pequeño, pero tampoco se le empoderó ni se confió en él. Los padres trabajaban muchas horas en un comercio familiar y apenas tenían tiempo para estar con su hijo, quien fue criado por niñeras. Guille siente un gran vacío como consecuencia del abandono emocional que vivió durante muchos años. La mejor manera que ha encontrado para sobrevivir ha sido mediante la excitación y la adrenalina de las apuestas deportivas. El juego por Internet ha sido su mecanismo de supervivencia para rellenar su vacío. Guille me contaba en consulta lo fácilmente que se desregulaba emocionalmente, lo mal que llevaba perder y la necesidad de hacer actividades extremas y peligrosas que le hicieran sentirse vivo. Rellenaba su sistema límbico con excitaciones externas. No toleraba (ni tolera) estar sin hacer nada. El aburrimiento no era su emoción favorita. Necesita estimulación externa en todo momento. Conectar con su soledad y vacío era demasiado duro, por eso necesitó de las apuestas deportivas para sobrevivir. Lo peor de todo es que su familia, que está desesperada, le lleva a un psiquiatra y en una única sesión le diagnostican TDAH debido a su incapacidad para controlar sus impulsos y concentrarse en sus clases de la universidad. Si solo atendemos a los síntomas, nos estamos perdiendo la posibilidad de comprender a Guille de manera íntegra. El resumen que lleva a Guille a tener una dependencia con el juego es el siguiente:

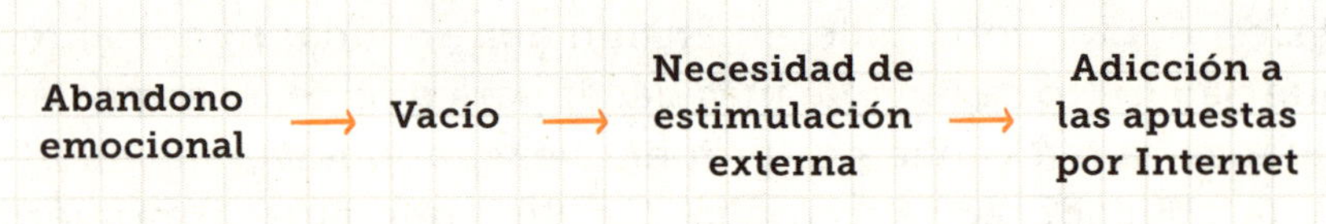

No somos padres perfectos (ni falta que hace)

Efectivamente, no somos padres perfectos. Como ya hemos visto en capítulos anteriores, nuestros hijos necesitan de adultos sensibles, empáticos e imperfectos que sean conscientes de sus errores y puedan reparar el daño causado. No solamente nosotros, sino que todos nuestros padres erraron, en mayor o menor medida, en su tarea de sintonizar, atender y traducir lo que necesitábamos cuando éramos pequeños. Hubo días y momentos en los que nuestra madre o nuestro padre no supieron traducir o entender lo que nos estaba pasando. Estos fallos en la traducción son normales y universales, ya que ninguna persona es perfecta. Y esto tiene como consecuencia que todos, sin excepción, arrastramos carencias afectivas de la infancia. Unos más y otros menos, pero todos tuvimos padres imperfectos, por lo que es imposible que atendieran el cien por cien de las necesidades que teníamos en cada momento. Los padres de Guille, como el resto de los padres, lo hicieron lo mejor que pudieron, con las estrategias que disponían y el poco tiempo que les dejaba su agotadora jornada laboral. No consiste en culpar a nadie, solo se trata de ser conscientes y de hacernos responsables de nuestras limitaciones.

El psiquiatra húngaro Michael Balint utilizaba el concepto de «falta básica» para referirse precisamente a esto: lo que nos une a toda la humanidad es haber tenido figuras adultas que no siempre pudieron atendernos suficientemente bien y esto supuso acarrear una serie de carencias emocionales. Ahora bien, aunque todos tengamos en común la falta básica, hay diferencias entre nosotros en cuanto a la cantidad de dicha falta básica. Hay personas que tuvieron padres más sensibles que atendían habitualmente sus necesidades, mientras que otros no tuvieron esa suerte. En ambos casos hablamos de falta básica, pero hay una gran diferencia entre ambas situaciones. No pasa nada porque mamá y papá no sean responsivos siempre con su hijo, el problema está en que fueran muy poco responsivos ante las necesidades que presentaba el menor. Ahora bien, ¿qué hacemos si somos adultos que reconocemos haber padecido una falta básica importante a lo largo de nuestros primeros años de vida? En este caso, sin ánimo de culpar a nuestros padres porque lo hicieron de la mejor manera que pudieron con las herramientas y recursos que disponían, nos tenemos que hacer responsables de nosotros mismos y de nuestra historia. Si no queremos perpetuar en nuestros hijos esta historia de grandes faltas, quizás lo más responsable y saludable sea sanar las heridas, carencias y frustraciones de nuestra infancia.

Repito, no consiste en culpar ni en juzgar a nadie, pero sí que debemos hacernos cargo de nuestra historia y de cómo esta influyó e influye actualmente en nosotros. En caso de que no nos sintamos capaces de reconducir la situación por nuestra cuenta, lo más sensato y responsable sería pedir ayuda profesional.

Las adicciones que salvan

He escuchado innumerables veces explicar a Begoña Aznárez, psicoterapeuta y presidenta de la Sociedad Española de Medicina Psicosomática y Psicoterapia (SEMPyP), lo que ella bautizó como el «bucle de la reivindicación». Antes de explicar este concepto, me gustaría recordar que nuestro cerebro emocional está diseñado para huir del dolor. A nadie le gusta pasarlo mal, por eso huimos de lo displacentero y tendemos al placer. Y aquí el papel que cumplen las drogas encaja perfectamente con esta necesidad cerebral. Desde hace miles de años, las drogas se han utilizado para escapar del dolor, el vacío, la tristeza, la desesperanza, la vergüenza, etc. Podemos desconectarnos del dolor de las carencias afectivas y del vacío que sentimos a través de diferentes drogas o adicciones. El bucle de la reivindicación es una conducta repetitiva y adictiva en donde huyo del vacío, la rabia o la tristeza y consigo sentirme mejor, aunque sea durante unos minutos o unas horas. El bucle de la reivindicación pretende cubrir la carencia emocional o el vacío, pero la conducta repetitiva o adicción nunca va a ser la solución. Es una reivindicación porque le estoy pidiendo a la droga que cubra mi carencia y que me dé aquello que no tengo: tranquilidad, seguridad, autoestima, confianza, autonomía, toma de decisiones, calma, etc. En el caso de Guille, las apuestas deportivas y la adrenalina eran su «salvación». Apostar por Internet le permitía desconectar y huir del tremendo dolor que le causó el abandono emocional que vivió en su infancia. El bucle de la reivindicación se puede poner en marcha con cualquier adicción que puedas imaginar:

alcohol, heroína, sexo, redes sociales, videojuegos, comida, deporte compulsivo, porno, ropa, fiestas, trabajo y, cómo no, apuestas por Internet.

¿Sabías que... las personas traumatizadas tienen mayor probabilidad de desarrollar una adicción en comparación con las personas no traumatizadas?

Si has tenido una infancia en donde nadie te miró incondicionalmente y te decían cosas como «deja de llorar por esa tontería» o «no seas flojo» entonces la probabilidad de que la adicción te «salve» es mayor. Las drogas, el sexo patológico, hacerte cortes en los brazos, cobijarte en el trabajo o comer de manera compulsiva te podrán salvar, aunque solo durante unos minutos o quizás unas horas, pero no más. La adicción en cuestión te permite evadirte y conseguir algún tipo de alivio momentáneo. Visto desde fuera, las apuestas deportivas por Internet no es una conducta adaptativa para Guille ni para su entorno. Aun así, sabemos que las apuestas son lo más adaptativo que puede hacer Guille, ya que no dispone de recursos internos para gestionar su impulsividad y su vacío. La investigación demuestra la relación tan estrecha que existe entre trauma y adicciones. Diferentes estudios concluyen que entre un 33 y un 50 por ciento de las personas gravemente traumatizadas tienen un problema con el abuso de sustancias (R. C. Kessler, 2000; R. Acierno *et al.*, 1999; H. D. Chilcoat y N. Breslau, 1998). Y es que la relación entre trauma y drogas puede llegar a convertirse en un círculo vicioso. Cuando consumo, siento un cierto alivio, pero cuando el efecto de la droga ha pasado, aumenta la hiperactivación, aparece mayor número de pesadillas e irritabilidad, lo que hace que sea más probable consumir de nuevo. Así que hasta que no vayamos a la raíz del problema, el dolor, el vacío y la frustración seguirán ahí.

¿Sabías que... redes sociales como Instagram, Facebook y WhatsApp permiten una conexión con los demás muy superficial y que no cubre nuestra verdadera necesidad de conexión social?

El bucle de la reivindicación en la vida cotidiana

Una vez que hemos explicado el concepto de bucle de la reivindicación de Begoña Aznárez, me gustaría poner algunos ejemplos para entenderlo de forma más práctica.

¡Recuerda!
El bucle de la reivindicación nos explica por qué las personas desarrollamos una adicción a determinadas drogas, sexo, consumo de pornografía, compras compulsivas y comida.

Francisco y su adicción a la heroína

Imagina a un adulto de unos treinta y cinco años que es adicto a la heroína. Su nombre es Francisco. Es posible que empezara a consumir porque necesitaba algo que le ayudara a calmar su ansiedad o que necesitara algo rápido para llenar su vacío. Seguramente, si conociéramos cómo se desarrolló la infancia de Francisco, podríamos comprender la verdadera raíz por la que tiene una grave adicción a la heroína. Hoy en día, cuando Francisco se siente solo, vacío o estresado, acude a esta droga puesto que no tiene recursos internos para poder autogestionarse. No puede regularse emocionalmente ni pedir ayuda a un familiar o amigo, algo que sería mucho más sano y eficaz que consumir. La heroína le permite evadirse de la soledad y del estrés. Dado que huye del dolor psicológico que siente habitualmente, la acción que lleva a cabo Francisco consumiendo heroína le permite sentirse bien, aliviado y con sensación de control. Todo esto se codifica en su cerebro gracias a los circuitos del placer. Me siento mal, consumo, la heroína me hace sentirme bien, por lo tanto, en un futuro cuando me vuelva a sentir así de vacío, consumiré aquello que resultó efectivo en el pasado. Ahora bien, el efecto de la heroína no es para siempre, tiene una duración limitada en el tiempo. Al poco tiempo, Francisco volverá a sentir ese desequilibrio emocional que le acompaña desde que tenía uso de razón. El bucle de la reivindicación en el caso de Francisco sería el siguiente: le pido a la heroína que me dé la tranquilidad, la calma y la seguridad que mis adultos de referencia no me supieron dar en mi infancia. Evidentemente, los padres de Francisco no son culpables de su adicción a la heroína. Lo hicieron lo mejor que pudieron, pero ahora Francisco tiene el reto de hacerse cargo de ese abandono o de ese abuso que vivió cuando era pequeño. Si alguna de las dieciocho necesidades socioemocionales de las que hablo habitualmente no fue suficientemente cubierta por la tribu de adultos que nos acompaña en nuestra infancia y adolescencia, la probabilidad de que desarrollemos una conducta de dependencia o adicción es mayor que si fueron atendidas de manera suficientemente buena. Para el lector que esté interesado en conocer las dieciocho necesidades emocionales y sociales que debemos cubrir en nuestros hijos puede consultar mi libro *Menudas rabietas. Cómo gestionar los problemas de conducta de manera respetuosa* (Libros Cúpula, 2023).

Las carencias que Instagram y TikTok cubrieron en Jimena

Jimena es una chica de catorce años tímida y reservada. Desde bien pequeñita era así. En los primeros cursos de Educación Primaria, en torno a los siete u ocho años, sufrió acoso en el colegio. Lo pasó realmente mal con situaciones donde era ridiculizada delante de todos sus compañeros y, en algunos casos, con determinados profesores como cómplices. Jimena nunca les contó nada a sus padres hasta que con diez años se enteraron por la madre de una de sus compañeras de clase. La noticia cayó como un jarro de agua fría para sus padres que no supieron reconducir la situación ni darle la tranquilidad que necesitaba. Pensaron en cambiarla de colegio, pero al quedarle un solo curso para acabar la etapa de Primaria, decidieron que continuara. Además, cuando empezara Secundaria se cambiaría al instituto. Sus padres trataban de ayudarla con mensajes que le invitaban a huir de lo que sentía y de la situación que estaba viviendo. En ningún momento se pusieron en su lugar ni le permitieron las diferentes emociones que sentía. «No tienes que dejarte hacer nada», «Tienes que ser fuerte y pasar de ellos», «Aguanta como puedas». Jimena no se sintió comprendida ni vista. Los mensajes que le daban sus padres partían de sus propios miedos, no desde la empatía y el acompañamiento. Los dos primeros meses en el nuevo instituto fueron muy tranquilos. De hecho, a Jimena se la veía más feliz, aplicada en los estudios y aliviada por el infierno que vivió durante años en el colegio. Pero, poco después, un grupo de chicos adolescentes empezaron a acosarla nuevamente. El segundo golpe fue el que terminó de hundir a Jimena. Su salvación fueron las redes sociales. En Instagram y en TikTok, Jimena subía fotos y vídeos donde mostraba su belleza, la última compra que había hecho y bailaba la canción que estuviera de moda en ese momento. Poco a poco, empezó a sumar seguidores y «Me gusta» en sus cuentas. Los chicos se interesaban por ella y escribían comentarios que le hacían sentirse importante. Jimena nunca se sintió vista por sus padres, pero ahora estaba siendo vista por miles de personas. Las redes sociales se convirtieron en su gran salida y en su adicción. Jimena se obligaba a subir vídeos, fotos y *posts* en todo momento. Se convirtieron en su gran obsesión. Contestaba todos los mensajes y comentarios, ya fueran públicos o privados. Instagram y TikTok le hacían sentirse importante y con capacidad de control, algo que no era habitual en su día a día tanto en el instituto como en su casa. Jimena les pedía a las redes sociales que le diera la calma, la visibilidad y el disfrute que sus padres, por muy buena intención que tuvieron, no supieron darle. Este fue el bucle de la reivindicación de Jimena.

IDEAS CLAVE

- Los niños no necesitan padres perfectos; más bien necesitan padres imperfectos que sean conscientes de sus errores y puedan repararlos.

- El psicólogo Michael Balint utilizaba el concepto de falta básica para referirse a la imposibilidad de haber tenido unos padres perfectos que cubrieran todas las necesidades afectivas que tuvimos.

- Existen diferencias entre cada uno de nosotros en la cantidad de falta básica que tenemos.

- A mayor cantidad de falta básica, mayor probabilidad de desarrollar una adicción.

- Nuestro cerebro tiende a lo placentero y trata de huir de todo aquello que es doloroso o displacentero.

- El bucle de la reivindicación es un concepto de Begoña Aznárez que explica cómo algunas carencias emocionales son «cubiertas» por determinadas drogas o adicciones.

- La persona con adicción le pide a la droga que le dé aquello de lo que carece. Se convierte en un bucle sin fin.

CAPÍTULO 16

Integrar el suceso traumático: el modelo SEPA

Dad palabra al dolor; el dolor que no habla
gime en el corazón hasta que lo rompe.
WILLIAM SHAKESPEARE

La importancia de la narrativa en el trauma

A lo largo del libro venimos explicando lo importante que es narrar y explicar a los niños lo que ocurre en el entorno en el que se encuentran, pero, sobre todo, lo que ocurre en el interior de su cuerpo. Si los adultos somos capaces de traducir lo que nuestros hijos sienten, estaremos integrando las diferentes áreas cerebrales. El hecho de que permitamos al menor sentir las emociones de miedo, rabia o culpa, y además que le demos una narrativa de lo ocurrido, hará que el acontecimiento estresante se integre en su psique. Recordemos que integrar es lo contrario que disociar. Daniel Siegel, psiquiatra y autor del libro *El cerebro del niño*, dice que la labor de los padres y las madres consiste en ayudar a nuestros hijos a integrar sus dos hemisferios cerebrales. De este modo, estaremos permitiendo que el hemisferio izquierdo (narrativo) ponga palabras a lo que siente el hemisferio derecho (emocional) y así tengamos una narrativa coherente, adaptativa e integrada de lo vivido. Siegel utiliza una bonita y sencilla metáfora para explicar la importancia de la integración: «la metáfora del río». El río simboliza la integración y la narrativa coherente.

Para ello debemos evitar las orillas del caos emocional (exceso de hemisferio derecho) y de la rigidez (exceso de hemisferio izquierdo). Ninguna narrativa o explicación caótica o rígida ayudará al menor a integrar el acontecimiento vivido. Tanto la emoción como la cognición son necesarias para integrar el acontecimiento, pero debemos evitar los extremos. Esta brillante idea de Daniel Siegel que explica en sus libros se podría resumir con la siguiente ilustración:

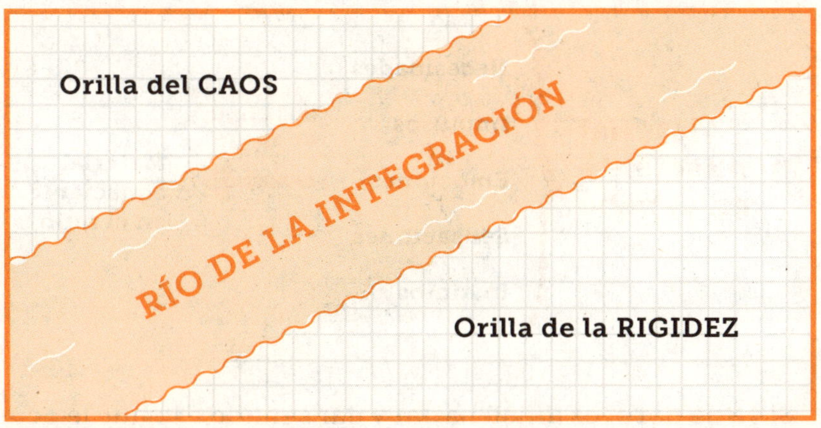

Retrocedamos en la vida de un niño. Vamos a centrarnos en un recién nacido. ¿Cómo es el mundo interior de un neonato? El chiquitín tiene una gran cantidad de necesidades, impulsos, emociones, sensaciones e instintos circulando por todo su cuerpo. Esta es su realidad, aunque él o ella aún no sea consciente de todo lo que siente en su cuerpecito. Poco a poco, gracias a sus adultos de referencia, el bebé irá siendo consciente de sus necesidades, emociones y sensaciones corporales. Los adultos irán traduciendo todo este material inconsciente y lo irán convirtiendo en consciente. Pasados unos años, el niño podrá ser consciente de la emoción que está experimentando y de las necesidades que tiene gracias a la madurez de su corteza prefrontal. Traducción, especularización y validación de las emociones son funciones vitales que debe hacer el adulto para acompañar de manera sana al niño en constante desarrollo. La madre y el padre legitiman la emoción de su hijo y, además, le traducen lo que está ocurriendo, lo cual aporta una narrativa integrada, coherente y que empodera a su hijo. Cuando los padres son responsivos o contingentes a las necesidades del menor, este se siente atendido y sus cuidadores se convierten en adultos seguros para el menor.

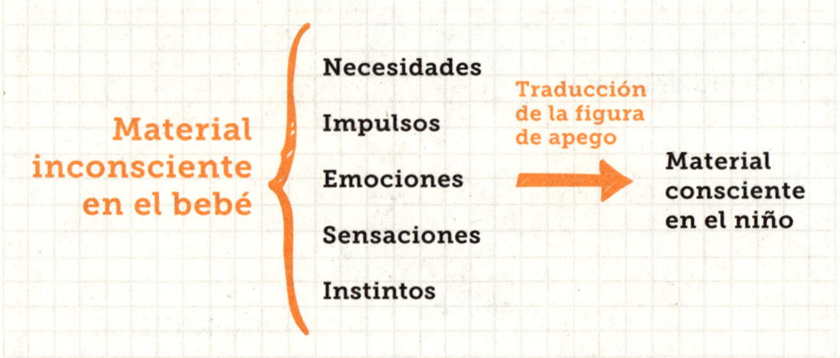

Si ya de por sí es difícil narrar y dar sentido a lo que le ocurre a un niño pequeño cuando tiene hambre, está cansado o siente mucho miedo al marcharse su madre, ¿qué pasará cuando estamos en presencia de un acontecimiento estresante o potencialmente traumático? Es muy complicado organizar y dar sentido a las diferentes experiencias traumáticas por uno mismo. A veces necesitamos ayuda para poder narrar determinado acontecimiento estresante con un inicio, un desarrollo y un final. Puede parecer sencillo, pero no lo es. Bessel van der Kolk describe en su libro *El cuerpo lleva la cuenta*, la siguiente anécdota. Ed Murrow, célebre corresponsal de la CBS, tuvo grandes dificultades para poner palabras a las atrocidades que vio en el campo de concentración de Buchenwald (Alemania) cuando fue liberado de los nazis en 1945: «Ruego que crean lo que he dicho. He contado lo que vi y oí, pero solo una parte de ello. Para la mayoría de las cosas, no tengo palabras». Lo atroz, lo incomprensible y el horror humano es ciertamente difícil de asumir y de encontrar palabras que puedan describir lo que sentimos por dentro.

Los cuatro elementos del modelo SEPA

El ser humano necesita encontrar un sentido y una explicación a lo que le pasa. Esto es más relevante todavía en el menor, que está a merced de que sus adultos de referencia hagan esta tarea por él. No siempre tenemos la suerte de contar con unos padres, maestros o abuelos que nos expliquen lo que hemos sentido en nuestro cuerpo y que nos den una razón por la cual hemos empujado a nuestro hermano pequeño o hemos gritado a nuestra madre. Es por ello por lo que los psicoterapeutas debemos desarrollar narrativas coherentes y adaptativas que ayuden al paciente a sanar determinado trauma o herida de la infancia. Y como podéis imaginar, en ocasiones, damos narrativas y explicaciones a acontecimientos que no solo sucedieron semanas atrás, sino meses, años, e incluso, décadas. Es por este motivo que me gustaría compartir con vosotros los cuatro elementos comunes a toda experiencia y que nos ayudarán a dar forma y sentido a lo que ha vivido el menor. Los cuatro elementos son: sensaciones corporales, emociones, pensamientos y acciones. Las iniciales de estos cuatro elementos forman la palabra SEPA y nos ayudará a te-

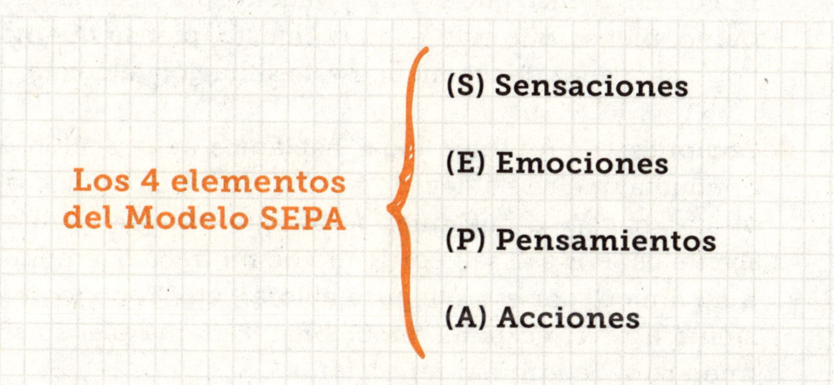

ner presente los elementos para dar narrativas que ayuden a integrar el suceso y disminuyan la probabilidad de que se convierta en traumático.

- **Sensaciones corporales:** cuando hacemos alusión a las sensaciones corporales solemos utilizar el verbo «notar». Por eso decimos que notamos frío, calor, hambre, dolor, corazón acelerado, temblor en las piernas, presión en el pecho, sequedad de boca, nudo en la garganta, mariposas en el estómago, hormigueo, escalofríos, etc. Todas ellas son sensaciones físicas que ubicamos en determinadas partes del cuerpo y que denotan cierta emoción.

- **Emociones:** en este segundo elemento tiene cabida cualquier emoción que estemos experimentando, tanto agradable como desagradable. Solemos utilizar el verbo «sentir»: siento miedo, rabia, tristeza, orgullo, alegría, sorpresa, asco, calma, vergüenza, etcétera.

- **Pensamientos:** al igual que las sensaciones corporales y las emociones se codifican en las zonas más bajas de nuestro encéfalo, los pensamientos aparecen en la corteza cerebral o neocórtex. Cuando narramos este tercer elemento utilizamos el verbo «pensar». Por ejemplo, pienso que voy a hacer el ridículo, pienso que se van a reír de mí, pienso que soy muy valiente por decir lo que opino, pienso que esto es muy injusto, pienso que no voy a ser capaz de reconducir esta situación, etcétera.

- **Acciones:** y, en último lugar hablamos de la acción o conducta que se ha llevado a cabo. Solemos utilizar el verbo «hacer» o cualquier verbo que indique acción. Ejemplos: Por eso salí corriendo de mi trabajo, empujé a mi amigo, por eso me puse a llorar, etc. Todo lo que siento a nivel corporal, emocional y lo que pienso se unen para determinar mi acción.

Es importante señalar que cada vez que el adulto incluye en una narrativa estos cuatro elementos (sensaciones, emociones, pensamientos y acciones), conseguimos integrar el acontecimiento estresante en el cerebro del menor. Además, aunque generalmente utilicemos el modelo SEPA para explicar y aclarar acontecimientos pasados, también sirve para integrar acontecimientos del momento presente y del futuro. Si le doy una narrativa a mi hijo sobre un acontecimiento futuro es posible que, además de tranquilizarle, le ayudaré a ajustar sus expectativas. Veremos a continuación tres ejemplos de narrativas basadas en el modelo SEPA. Cada ejemplo se refiere a un acontecimientos pasado, presente y futuro. Vamos con ellos.

¡Recuerda!
El principal objetivo de una narrativa coherente, realista y empoderante es integrar el acontecimiento pasado, presente o futuro del que estamos hablando en nuestro hijo.

Poniendo en práctica el modelo SEPA: pasado, presente y futuro

El susto en la playa de Aurora (pasado)

Era un caluroso día del mes de julio. Llevaba desde bien temprano viendo pacientes en mi consulta. A media mañana tenía citada a Aurora, una chica joven, de unos veintitrés años, que acudía a consulta por primera vez. Aurora era agradable y cariñosa en el trato. Estaba estudiando un grado en Historia y acudió a mi consulta con el objetivo de quitarse de encima los pensamientos intrusivos que la tenían martirizada: «tienes que estudiar más», «no lo vas a conseguir» o «te esfuerzas poco» eran algunos de los pensamientos que tenía de forma recurrente. Una vez que realicé la evaluación a lo largo de varias sesiones, pude comprobar que los padres de Aurora no solían validar sus estados emocionales y rara vez le daban una narrativa coherente de lo sucedido. Más bien, ante el llanto o la queja de Aurora, la frase estrella de sus padres era «no pasa nada». En ningún momento sintonizaban con ella, no le validaban su emoción y mucho menos le daban una narrativa realista con lo sucedido. Trabajamos mucho con EMDR, una técnica que explicaré de manera más detenida en el último capítulo del libro, que ayuda a integrar los traumas y las situaciones estresantes. Aurora me contó una situación, de cuando apenas tenía un año, en la que estuvo a punto de perder la vida. Estaba en la playa bañándose con su padre cuando, de repente, una ola les sorprendió. La ola arrebató a la pequeña Aurora de los brazos de su padre, quien tardó unos pocos segundos en volver a la protección de su progenitor. Esos segundos se hicieron eternos. Al salir nuevamente a la superficie, Aurora comenzó a llorar del tremendo susto que se había llevado. Su padre, con la mejor de las intenciones y con el susto en el cuerpo, comenzó a decirle «no ha pasado nada Aurora» y «ya está Aurora, ya pasó, ya pasó». Su padre lo hizo lo mejor que pudo, pero en ningún momento validó el miedo de la pequeña Aurora bajo el agua donde casi perdió la vida. A pesar de que Aurora ya tenía veintitrés años, esta situación se había quedado grabada en su cerebro y en su cuerpo, aunque ella no lo recordara conscientemente. Este relato me lo cuenta porque, a su vez, se lo habían contado sus padres a ella. Cuando hacemos EMDR y evocamos la situación, el cuerpo se activa, como en aquella ocasión de la playa. Los pensamientos que aparecían ante esa situación eran: «no puedo protegerme», «soy vulnerable», «no tengo el control» y «no puedo confiar». Como decíamos, su cuerpo, aun estando en un lugar seguro como es la consulta psicoterapéutica, comenzó a reaccionar como lo hizo entonces: debilidad corporal, cambio repentino de la temperatura, escalofríos, temblores, llanto, tensión corporal y aumento de la frecuencia cardiaca. Increíble, ¿verdad? Lo cierto es que, aunque no lo recordemos conscientemente, el cuerpo lleva la cuenta. Al procesar esta situación traumática tuvimos que darle una narrativa coherente, realista y empoderante a la Aurora pequeña, ya que nadie se la había dado nunca. Llevaba años esperando una explicación y que alguien le diera un sentido a lo ocurrido. La narrativa que conjuntamente construimos fue la siguiente: «Aurora, estabas disfrutando de una bonita mañana en la playa con tu padre cuando una gran ola os sorprendió. Tu cuerpo se tensó, sentiste un gran frío y tu corazón empezó a latir a mil por hora (sensaciones físicas). El miedo se apoderó de ti en ese momento (emoción). Pensaste que eres débil, vulnerable y que habías perdido todo el control (pensamientos) y por eso rompiste a llorar (acción)».

Es importante señalar que los cuatro elementos del modelo SEPA no tienen un orden concreto. Generalmente, yo los suelo organizar y explicar en el siguiente orden: sensaciones físicas, emociones, pensamientos y acciones. Aun así, el lugar que ocupan en la narrativa o explicación no es importante, con tal de que se expliciten todos. Si por algún motivo, en alguna narrativa se nos olvida explicitar alguno de los cuatro elementos, no pasa nada. Seguramente, una narrativa con dos o tres elementos tenga todo el sentido del mundo, así que no te preocupes si algún elemento queda sin ser explicitado en un momento dado.

Modelo SEPA

- **Los cuatro elementos no tienen que seguir un orden concreto (SEPA, EPSA, APES...).**
- **Pueden referirse a pasado, presente o futuro.**
- **Si se te olvida alguno de los elementos, no pasa nada.**

La sangre de la abuelita (presente)
Nunca olvidaré una tarde del mes de abril que salí a dar una vuelta con mi hijo Nacho por nuestro barrio. Por aquel entonces, Nacho tenía poco más de año y medio. Íbamos caminando tranquilamente por la calle cuando vimos a una mujer mayor que tropezó y cayó de manera estrepitosa al suelo. No tuvo tiempo para protegerse con sus manos, por lo que se dio con toda la cara en el suelo. Al incorporarse, su cara estaba bañada en sangre. La abuelita, visiblemente nerviosa, apenas atinaba a explicar lo que le había ocurrido. En ese momento le di a la mujer lo único que tenía en la mochila: un pañal limpio para cortar la sangre y una botella de agua para refrescarse. Nada más llamar a la ambulancia, Nacho se asustó y rompió a llorar. Mucha emoción y mucha sangre como para estar tranquilo. En cuanto llegó la ambulancia, pude dedicarme a tranquilizar a Nacho. Una vez que le calmé con un abrazo y permitiéndole llorar todo lo que necesitó, continuamos con el paseo. A pesar de su corta edad, le iba narrando lo que acabábamos de vivir. «Nacho, estábamos dando una vuelta por la calle cuando, de repente, la abuelita se ha caído al suelo. Al levantarse estaba llena de sangre, ¿verdad? Entonces has sentido mucho miedo (emoción) y tu corazón ha empezado a latir muy deprisa (sensaciones corporales). Cariño, es normal sentir miedo porque la abuelita sentía mucho dolor y había mucha sangre. Has pensado que te querías marchar de ese lugar (pensamiento) y por eso te has puesto a llorar (acción).» Repetí la idea de esta narrativa en dos o tres ocasiones a lo largo de la hora aproximadamente que duró nuestro paseo. Además, cuando llegamos a casa se lo contamos a mi mujer y llamamos por teléfono a los abuelos para contárselo. Al ser un niño muy pequeño, es evidente que nosotros somos imprescindibles a la hora de llevar la iniciativa y darle una narrativa coherente, realista y que le empodere. No se trata de taladrar a nuestros hijos hablando todo el rato de lo mismo, pero sí de integrar el acontecimiento. Años más tarde, cuando Nacho tenía unos cuatro años, le pregunté si recordaba el incidente

de la caída de la abuelita. ¿Sabéis qué me respondió? Que no lo recordaba. Eso me dejó muy tranquilo, pues el hecho de que se lo narrara en varias ocasiones hizo que se integrara de manera natural en su cerebro y que no se hiciera un pequeño nudo.

La visita de Javi al dentista (futuro)
Javi es un niño encantador de ocho años que siempre lo ha pasado realmente mal cuando ha tenido que visitar al dentista. Desgraciadamente, desde pequeñito ha tenido que ir con relativa frecuencia. El padre de Javi acaba de pedir cita para acudir a una revisión dentro de una semana. Sabemos que para Javi acudir al dentista es un acontecimiento muy estresante. No es conveniente ocultar el día que tenemos la visita. En ocasiones, los padres, con muy buena intención, no dicen nada de la cita médica que tienen sus hijos hasta el momento en que van al colegio a recogerles y... ¡sorpresa! No os lo recomiendo en absoluto. Es mejor anticiparse y anunciar con unos días de antelación que vamos a ir al médico, al dentista o a hacernos esos análisis de sangre que tanto odian. Así somos respetuosos y honestos con nuestros hijos y, además, tenemos unos días para preparar ese evento que tan estresante les resulta. Por lo tanto, ¿qué deberían hacer los padres de Javi ante la próxima visita al dentista? Decírselo con unos días de antelación para que todos estén preparados. En esta ocasión, la narrativa no está orientada a acontecimientos pasados ni presentes como en los casos de Aurora y Nacho, sino que es una narrativa de futuro cuyo objetivo es integrar el acontecimiento y hacerlo menos estresante. Un ejemplo de narrativa coherente, realista y empoderante para Javi podría ser la siguiente: «Javi, esta mañana he pedido cita para ir al dentista. Iremos el martes que viene. Es normal que cuando vayamos al dentista tu cuerpo se tense y tu corazón parezca que va a estallar (sensaciones corporales). Seguramente será porque estés sintiendo miedo (emoción). Pensarás que te van a hacer mucho daño (pensamiento) y querrás salir corriendo

de la consulta del dentista (acción). Lo sé, cariño, pero ir al dentista es importante para tu salud bucodental y papá estará en todo momento contigo, pase lo que pase, ¿de acuerdo?». De esta manera tan sencilla le damos a Javi una explicación con los cuatro elementos que estoy seguro que le calmará. Dar narrativas a nuestros hijos siempre es positivo, aunque hablemos de aspectos que sean negativos y desagradables.

¿Sabías que... los traumas relacionados con procedimientos médicos se pueden prevenir si los padres dan una narrativa previa a la intervención y, posteriormente, están presentes con sus hijos el día de la operación?

IDEAS CLAVE

- Hablar, describir e integrar el acontecimiento estresante es fundamental para que dicho acontecimiento no se convierta en traumático.

- Según Daniel Siegel debemos evitar los extremos del caos y la rigidez para que podamos dar una narrativa acorde a lo sucedido.

- El neonato tiene una gran cantidad de emociones, necesidades, instintos y reflejos que son inconscientes y que los adultos debemos nombrar y atender.

- Los adultos debemos traducir, validar y llevar a cabo la especularización para que nuestros hijos crezcan con una buena salud mental.

- Para llevar a cabo una narrativa integrada que ayude a nuestros hijos podemos utilizar el modelo SEPA.

- Los cuatro elementos del modelo SEPA son los siguientes: Sensaciones, Emociones, Pensamientos y Acciones.

- Las narrativas se pueden hacer ante acontecimientos pasados, presentes o futuros.

- Si a la hora de hacer una narrativa a tu hijo olvidas alguno de los cuatro elementos, no te preocupes, seguro que tu narrativa ha sido genial.

CAPÍTULO 17

Cómo prevenir un trauma

La función protectora de la familia no funciona cuando los padres fingen que no ha ocurrido nada, sino cuando transmiten a sus hijos la idea de que están abordando juntos un problema que les afecta a todos.

DAVID SPIEGEL

La desprotección que traumatizó a Ángeles

En la infancia y en la adolescencia de Ángeles hubo varios acontecimientos que cambiaron su vida para siempre. «Mi madre era extremadamente fría conmigo. Nunca sentí su cariño. Mi padre, sin embargo, fue muy especial para mí. Bailaba y jugaba mucho conmigo, pero cuando se enfadaba me pegaba con su cinturón. Lo hacía porque se preocupaba por mí y porque me quería mucho.» Ángeles describe a su padre como tierno, aunque a veces era un poco violento. «Jamás sentí rabia hacia él, ni siquiera cuando me pegaba; sé que lo hacía por mi bien.» Ángeles prefería a su padre antes que a su madre porque, a pesar de que le pegara cuando se enfadaba, jugaba con ella cuando estaba de buen humor.

Cuando Ángeles tenía seis años, un primo de su padre vino a su casa a pasar unas semanas con motivo de un viaje de negocios. Una noche abusó sexualmente de Ángeles. Su padre entró en la habitación y vio cómo su primo estaba abusando de su hija. A pesar de que su padre lo vio, no calmó ni protegió a Ángeles. Todo el mundo continuó como si nada hubiera sucedido, como señala David Spiegel en la frase que encabeza este capítulo. Es más, el primo de su padre continuó en la casa hasta que finalizaron los negocios por los que había venido. Pero ahí no quedó todo porque un par de años después, un íntimo amigo de sus padres también abusó sexualmente de Ángeles. El amigo también fue pillado infraganti abusando de Ángeles, pero, nuevamente, las cosas siguieron igual. Cuando Ángeles me narraba los dos abusos que vivió, se le saltaban las lágrimas al recordarlo y añadió: «Yo no entendía nada». Le pedí a Ángeles que dibujara cómo se sintió en ese segundo abuso sexual que sufrió con ocho años. Este fue el dibujo que hizo al cual le sobra cualquier comentario.

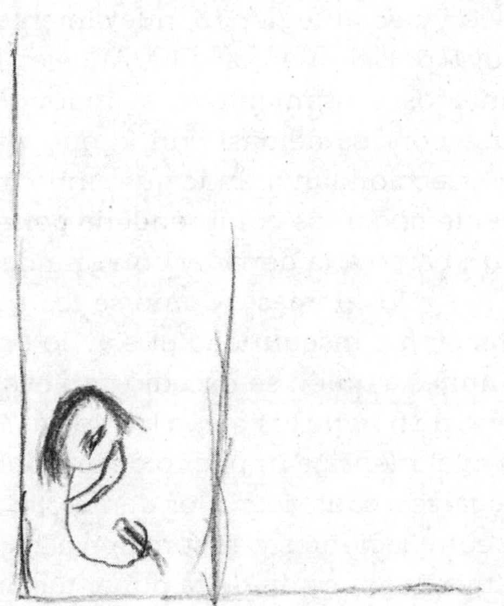

Lo primero que me dijo Ángeles cuando acabó de hacer este dibujo fue «yo lo provoqué». Es bastante habitual que las víctimas de abuso sexual se sientan culpables y crean que provocaron al agresor para que abusaran de ellas. A medida que va avanzando la terapia, Ángeles empieza a sentir rabia por haber sido una niña no vista y desprotegida. Ningún adulto puso freno a los constantes abusos de los que fue víctima: pegarle con el cinturón, actos agresivos, abusos sexuales, etc. Nadie la protegió de la manera que merecía y necesitaba. Más avanzada la terapia, Ángeles dice de su padre que era un demonio, lo cual indicaba que ya está haciendo el duelo por el padre que había idealizado.

El padre de Ángeles fallece de cáncer y su madre, algunos años después, se echa un novio. Cuando Ángeles tiene unos diecisiete o dieciocho años, la pareja de su madre le toca el pecho frecuentemente en presencia de su pareja mientras dice entre risas «la fiesta del jamón». ¿Cómo respondía su madre ante estos reiterados abusos y sometimientos? Riéndole la gracia a su novio y desprotegiendo, nuevamente, a su hija. Si unimos el motivo por el que consulta Ángeles (desidia, falta de seguridad, miedos, sentimiento de abandono y dificultades para relacionarse con los demás) con lo que vivió en su infancia y la desprotección tan grande que sintió durante tantos años, seguramente podamos comprenderla perfectamente. Se identifica con un barco a la deriva y con grandes dificultades para poner límites a los demás. ¿Cómo se iba a sentir segura ante la desprotección e inseguridad que vivió en su infancia? Si nadie puso límites a quién se excedió con ella, ¿cómo iba a ser capaz Ángeles de pararle los pies a los demás? Las personas abusadas reciben el mensaje implícito de que deben obedecer y no pueden negarse a satisfacer a los demás. Se muestran extremadamente complacientes y se someten a los deseos de los otros. En definitiva, el abuso dificulta poner tus propios límites y tomar tus propias decisiones.

Sintonización: un aspecto fundamental para prevenir el trauma

La capacidad de sintonización del adulto con el menor es un factor determinante a la hora de prevenir y sanar el trauma. Si las madres y los padres no tenemos la capacidad de conectar y empatizar con nuestros hijos, es difícil que se pueda llevar a cabo la tan necesaria traducción de la que venimos hablando en el libro. La sintonización del adulto con el menor permite una respuesta contingente que será la base para desarrollar el apego seguro.

¿Sabías que... los padres con una buena capacidad de sintonización desarrollan en sus hijos un apego seguro, mientras que los padres que tienen dificultades para conectar con los estados emocionales de sus hijos es más probable que desarrollen alguno de los tres apegos inseguros que existen?

Aquellos niños que se sienten comprendidos y que tienen adultos referentes que validan sus emociones podrán sustituir el miedo que sienten en contextos nuevos o potencialmente amenazantes por una emoción que permita la exploración y el aprendizaje: la curiosidad. Gracias a la traducción y la especularización parental, algo que no tuvo a lo largo de su infancia Ángeles, los menores cambiarán el miedo por la curiosidad. En definitiva, lo que el adulto debe hacer es conectar con el hemisferio derecho del menor (hemisferio emocional) para, posteriormente, poner palabras (hemisferio verbal) a aquello que siente. Al darle una narrativa al menor conseguimos ir aumentado su paleta de emociones, o lo que es lo mismo, aumenta su vocabulario emocional para ir dejando atrás el analfabetismo emocional con el que venimos de serie a este mundo.

La investigación y la práctica clínica nos han demostrado que lo que va a hacer que un acontecimiento estresante no se convierta en traumático son tres elementos: pensar en ello, hablar de ello y soñar con ello. Si animamos al menor a que piense en lo sucedido y le ponga palabras a lo que sintió o pasó, aunque sea con nuestra ayuda en caso de que sea un niño muy pequeño, estaremos favoreciendo que en sus horas de descanso sueñe con ello. Sabemos que en la fase REM del sueño es cuando se procesa lo ocurrido durante la vigilia, por lo que en esta fase del sueño se convierte lo vivido en aprendizaje. Si hablamos de ello y pensamos en ello, estaremos favoreciendo que el acontecimiento se integre. En niños muy pequeños debemos poner nosotros las palabras, pues ellos no tienen la capacidad, como vimos en el capítulo anterior con el ejemplo de mi hijo Nacho y la abuelita que se cayó al suelo.

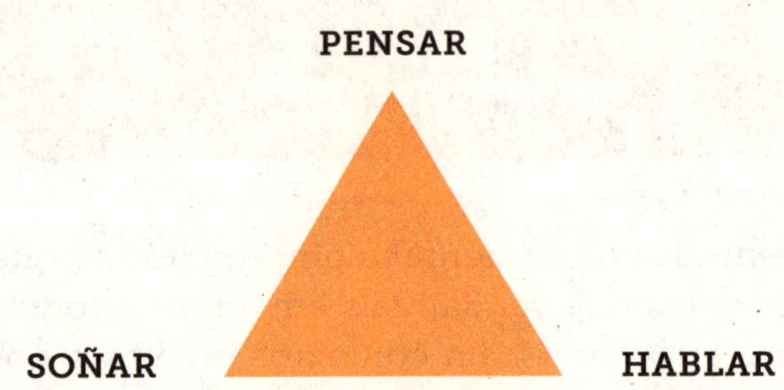

¿Sabías que... si ante un acontecimiento estresante conseguimos que el niño piense, hable y sueñe con lo sucedido, la probabilidad de que aparezcan síntomas postraumáticos y que el menor caiga en el «bucle de la reivindicación» es menor?

¿Y si mi hijo no quiere hablar de lo ocurrido?

Sabemos que lo mejor para integrar un acontecimiento estresante y desagradable consiste en pensar, hablar y soñar con lo sucedido. Pero ¿qué ocurre si mi hijo se niega a hablar de lo ocurrido? Lo cierto es que cuando vivimos un acontecimiento en donde sentimos miedo, rabia o incertidumbre, nuestro cerebro nos invita a huir de estas emociones. Es como si nuestra psique nos dijera «escapa» o «sal corriendo de aquí». Esto es así porque nuestro cerebro huye del dolor. Por eso, ante el trauma, no nos resulta fácil pensar sobre lo sucedido ni nos gusta hablar de ello, motivo por el cual el acontecimiento queda sin ser narrado y sin integrar, perpetuando los síntomas. Ante el trauma, tendemos a callar, huir y no conectar con lo que sentimos. Es a lo que nos empuja nuestro cerebro y nuestra Parte Aparentemente Normal, ¿recuerdas? La PAN siempre quiere huir, evitar el dolor y aparentar que todo va bien. A pesar de esta huida constante, sabemos que hasta que no compartamos y narremos lo que sucedió, no sanaremos nuestra herida y no eliminaremos los síntomas del trauma. A quién se lo cuente es casi anecdótico, lo importante es que la persona se lo cuente a alguien. El simple hecho de contarlo y narrarlo es sanador. Incluso, como veremos más adelante, escribirlo en un diario, dibujar, representarlo con muñecos de Playmobil® o incluso con plastilina puede ser muy terapéutico y sanador.

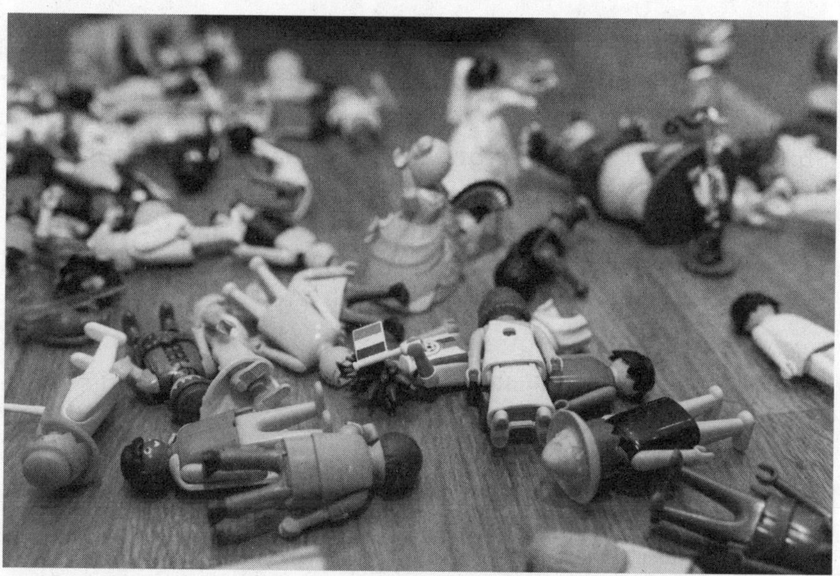

Si nuestro hijo no quiere hablar después de un acontecimiento estresante, es importante que respetemos su decisión. Quizás se haya cerrado en banda y, debido al miedo o al estrés que ha vivido, no quiera hablar de lo sucedido. No te preocupes, respétalo y ten paciencia, pues ya tendremos tiempo más adelante para trabajar el acontecimiento estresante, sanarlo e integrarlo. Podemos utilizar algunos momentos en donde nuestros hijos estén más relajados y quizás se encuentren más receptivos para hablar sobre lo sucedido. Algunos ejemplos son durante la merienda, mientras vamos en el coche tranquilamente hablando, en la ducha, haciendo un puzle, coloreando o en la hora del cuento.

¿Sabías que... algunos de los factores que más nos protegen del trauma son el amor, la comprensión y la empatía de los padres hacia sus hijos?

Orientaciones para prevenir el trauma en menores

No podemos perder de vista que el menor, ya sea un neonato, un niño o un adolescente, tiene un cerebro en desarrollo. Su cerebro en construcción es tremendamente vulnerable y un acontecimiento traumático puede dejarle una huella de por vida. Esto no quiere decir que el trauma no se pueda dar en un adulto, pero sí que es cierto que es mucho más probable en menores dada su gran inmadurez y fragilidad. Resulta imprescindible saber qué podemos hacer los adultos con los menores para que una situación emocionalmente impactante no se convierta en una herida traumática. Es por ello por lo que, a continuación, enumero una serie de ideas para prevenir el trauma en los menores, basadas en el libro de Peter Levine titulado *Sanar el trauma*:

- **Focalízate en ti:** aunque, generalmente, ponemos el foco en el menor, una situación estresante requiere de un adulto suficientemente calmado y regulado para hacerse cargo del menor asustado. Trata de conectar con tus emociones, sensaciones físicas, cogniciones y expectativas antes de intervenir con tu hijo. Cuando estés relativamente calmado es el momento de hacerte cargo de los más pequeños.

- **Movimiento:** si un niño ha vivido una situación estresante donde ha sentido miedo, rabia o frustración, lo mejor que podemos hacer es dejarle moverse. Es curioso cómo ante determinadas situaciones donde el menor se siente vulnerable o nervioso lo que hace el adulto es decirle que se quede quieto, que no se mueva e incluso, a veces, les atamos o inmovilizamos. La tensión emocional requiere movimiento para ser liberada y regulada. Debemos permitir al menor que corra, juegue, salte y todo aquello que implique movimiento e interacción con sus iguales.

- **Ritmo:** el ser humano necesita de movimientos rítmicos. Si tenemos un bebé llorando en nuestros brazos, es probable que no nos quedemos quietos, sino que le mezamos con movimientos rítmicos. El ritmo es fundamental porque regula. Cuando somos más mayores, otros movimientos rítmicos que nos regulan y calman son caminar por la naturaleza, nadar, montar en bicicleta, etcétera.

¿Sabías que... el ritmo nos tranquiliza y nos aporta seguridad porque nos recuerda al latido del corazón de nuestra madre cuando estábamos en su vientre?

- **Valida las reacciones corporales:** después de una situación difícil de gestionar emocionalmente es normal que el niño reaccione con temblor, frío o calor, movimientos agitados, sudoración, escalofríos, tics o llanto. Sea la reacción que sea la que ponga en marcha tu hijo corporalmente, permítela sin ningún tipo de interrupción. Acompaña sus reacciones físicas y lo que pueda expresar verbalmente con frases que le validen como «llora todo lo que necesites», «es normal que tiembles después de lo que has vivido» o simplemente poniéndole tu mano sobre su espalda o su pierna. El temblor en el menor traumatizado suele asustar al adulto; es bueno que tiemble, ya que le ayudará a liberarse del estrés y de la energía del impacto emocional sufrido.

- **Emociones:** permite cualquier emoción que manifieste el menor en estado de *shock* y no las juzgues: miedo, culpa, rabia, sorpresa, tristeza, ansiedad, etc. Todas son válidas y dignas de ser sentidas por tu hijo. En el caso que exponía al comienzo de este capítulo, los padres de Ángeles no sintonizaron ni validaron sus emociones cuando fue abusada sexualmente; es más, ellos fueron los que pegaban o consentían los abusos a su hija.

- **Red de apoyo:** la mayoría de los estudios científicos demuestran que la relación con los demás es uno de los factores que más nos protege contra el trauma. El ser humano aislado y desconectado socialmente es más vulnerable que el conectado y con una buena red social. La red social de Ángeles era inexistente, no sintiéndose protegida por nadie de su núcleo familiar. Nuestros seres queridos son fuente de protección. Los niños y los adultos nos recuperamos de las secuelas del trauma en un contexto de amor, calma y conexión.

¿Sabías que... relacionarnos con los demás nos aporta tranquilidad y satisfacción? Por lo tanto, la conexión social es un gran amortiguador del trauma.

- **No te vayas:** en estos momentos de máxima tensión emocional, tu presencia y contención es imprescindible para tu hijo. No te vayas y le dejes solo. Quédate con él y muéstrate disponible para todo lo que pueda necesitar. Si siente miedo, rabia o tristeza, no pretendas que esté contento o calmado. Simplemente, permítele que exprese cómo se siente, pero siempre estando tú presente.

- **Evitación del trauma:** un niño traumatizado no quiere hablar de lo sucedido. Aunque intentes hablar con él con tu mejor intención, es normal que no quiera hablar de ello. Su cerebro emocional le empuja a evitar el dolor y a distraerse con otras cosas más placenteras. La evitación constante puede ser síntoma de que está traumatizado.

- **El cerebro tiende a la salud mental:** a pesar del trauma y del sufrimiento que esto conlleva, el ser humano siempre quiere estar mejor. Es por ello por lo que los niños, aunque tiendan a evitar el dolor y el sufrimiento, como veíamos en el punto anterior, también quieren estar mejor. Tu función consiste en ser paciente, estar calmado y propiciar la oportunidad de la sanación del trauma. Si los padres no somos capaces de ayudar a nuestros hijos, tendremos que buscar ayuda profesional.

- **Lentitud:** aunque el acontecimiento estresante haya inundado de adrenalina todo tu cuerpo, es conveniente que procedamos con calma y lentitud. Tu hijo necesita de tu calma y tu seguridad, para lo cual puedes protegerle acariciándole, abrazándole, tocándole o acunándole.

- **Pasadas unas horas o unos días:** como ya describimos en el capítulo anterior con el modelo SEPA, sería conveniente que, pasadas unas horas, un día o un par de días, según proceda, retomemos lo sucedido para integrarlo en su cerebro. Podemos conversar con nuestro hijo, pero también podemos dibujar y jugar con muñecos o marionetas para representar lo ocurrido de manera simbólica. La representación siempre es terapéutica. Además de asentar lo sucedido, quizás también quede algo que expresar ahora que no se pudo exteriorizar en su momento.

- **¿Cómo sé si mi hijo ha quedado traumatizado?** si después de varias horas, días o semanas compruebas que algún ámbito de la vida de tu hijo ha cambiado de manera significativa, es posible que haya quedado traumatizado. Se pueden observar cambios bruscos en la alimentación, los patrones de sueño, terrores nocturnos, hiperactividad o hipoactividad en comparación con lo habitual en tu hijo, mal comportamiento tanto en el colegio como en casa, conductas repetitivas, se asusta o se muestra más sensible de lo normal, ataques de furia, dificultad para concentrarse en la escuela, somatizaciones o regresiones como volverse a hacer pis en la cama son solo algunos ejemplos que pueden indicarnos que nuestro hijo está traumatizado después de determinado acontecimiento. Estas manifestaciones puede que sean reexperimentaciones de lo que ya vivió el día que desarrolló el trauma.

¿Sabías que... el apego seguro aporta seguridad, cariño y predictibilidad a los niños, algo que les protegerá contra las amenazas?

IDEAS CLAVE

- La capacidad de sintonización del adulto con el menor es un factor determinante a la hora de prevenir y sanar el trauma.

- La sintonización es la base del apego seguro.

- Cuando el adulto da narrativas al niño, aumentamos la paleta de emociones del menor y nos vamos distanciando del analfabetismo emocional con el que venimos a este mundo.

- Son tres los elementos que van a protegernos de un acontecimiento traumático: pensar en ello, hablar de ello y soñar con ello.

- Si hablamos de ello y pensamos en ello estaremos favoreciendo que el acontecimiento se integre.

- Ante el trauma, tendemos a callar, huir y no conectar con lo que sentimos, es a lo que nos empuja nuestro sistema límbico (cerebro emocional).

- Si nuestro hijo no quiere hablar del trauma es importante respetarle y esperar a otro momento para tratar de integrar el acontecimiento traumático.

- El movimiento es fundamental después de haber vivido un acontecimiento traumático. Permitir el movimiento es terapéutico.

- La seguridad y el miedo son incompatibles; cuando uno está activo, el otro está inactivo.

- Evitar constantemente hablar de lo sucedido puede ser síntoma de que el menor está traumatizado.

- Una vez que el menor está calmado, debemos contarle lo que ha sucedido, para lo cual podemos apoyarnos en el modelo SEPA.

CAPÍTULO 18

Sanar el trauma en psicoterapia

Aquellos niños que posean un apego seguro, con unos padres que les contengan, que verbalicen y pongan palabras a los estados de confusión del bebé, que den respuesta a sus necesidades, más allá de las físicas, estos bebés, niños, adolescentes y adultos tendrán más capacidad para mentalizar que los niños con apego inseguro o desorganizado.

PETER FONAGY

De la fobia social a los grupos ultras

David es un joven cariñoso y respetuoso de veinticinco años que me visita como consecuencia de su fobia social. Está estudiado en la Facultad de Empresariales. Le encanta ir a clase y aprender, pero sufre muchísimo cuando tiene que exponer delante de sus compañeros. Además del miedo escénico, me dice que tiene ansiedad buena parte del día, obsesiones y temblores en las piernas. Reconoce que es muy perfeccionista y que tiene que quedar bien con todo el mundo. No se permite el más mínimo error. Cuando dejo a un lado la pregunta de «¿qué te pasa?» para preguntarle «¿qué te pasó?», empiezo a comprender a David y los síntomas que manifiesta. Le pregunto por la relación que tenía con sus padres en su infancia. Su padre era alcohólico, maltrataba a su madre y era adicto al juego. Se trataba de una persona muy violenta. Trabajaba en la construcción y cuando acababa de trabajar, se iba al bar a beber y a jugar a las máquinas tragaperras. David recuerda a su padre regresando a casa borracho y comportándose de una forma muy agresiva. Se sentía tan atemorizado que corría a esconderse debajo de su cama y se tapaba los oídos para no escuchar las discusiones con su madre. En una ocasión, su padre cogió el coche bajo los efectos del alcohol y tuvo un accidente muy grave en el que estuvo a punto de perder la vida. Su madre era muy sobreprotectora y aguantaba la agresividad y el maltrato de su marido con tal de que no tocara a sus hijos. Como ocurre con muchos niños maltratados y desprotegidos, para David su casa era un verdadero infierno donde no podía sentirse seguro ni tranquilo, mientras que en el colegio era feliz y se mostraba apacible.

En los últimos cursos de primaria, David se apunta al equipo de fútbol del colegio. Juega de portero, algo que le lleva a sentirse muy presionado para no cometer ninguna equivocación. Ante los primeros errores en los partidos, aparece el miedo y la vergüenza. Esto hace que no quiera que sus padres acudan los sábados a verle. Al acabar la etapa de primaria, pasa al instituto que está al lado de su casa para cursar la secundaria. Cambia de centro educativo y, por lo tanto, de amistades. Se junta con unos chicos que no suelen ir a clase y que, poco a poco, incitan a David en el consumo de diversas drogas. David describe a estas amistades como «gente respetada». Dada la desprotección que siente David en su casa, recibe como un regalo la protección que le brindan sus nuevos amigos del instituto. Sus nuevos amigos le defienden y protegen de cualquier peligro. Comienza a consumir alcohol en grandes cantidades y se vuelve muy agresivo. Sin darse cuenta, David empieza a seguir los mismos pasos que su padre: alcohol y agresividad son sus nuevos compañeros. Aquellos niños que han crecido en familias caóticas y maltratantes tienen mayor probabilidad de probar y «engancharse» a las drogas. El consumo de alcohol permitía a David sentirse aliviado y aumentaba la probabilidad de que en un futuro volviera a beber cuando se sintiera vacío y ansioso.

A los dieciséis años entra a formar parte de los Ultras Sur, un grupo de extrema derecha que acude los fines de semana a «animar» a su equipo de fútbol. En ese grupo, David encuentra la protección que ansiaba desde pequeño y es visto por otros, lo que le hace sentirse importante. Algunas de las referencias que hacía David en consulta con relación al grupo ultra en el que estaba metido fueron «te sientes importante y protegido» o «te sientes Dios». Además, el tipo y la cantidad de droga que ahora consume es mucho mayor que hace unos años. Gracias a la cocaína, David puede logar relajarse y sentirse seguro, sin agobios. El problema es que el efecto placentero de la cocaína se desvanece y David necesitaba cada vez «dosis» mayores de protección y consumo para sentirse visto y digno de ser importante. La familia en la que había crecido no le atendió sus principales necesidades afectivas: protección, cariño, empoderamiento, sentirse visto, etc., y David no tuvo otra opción que buscar fuera lo que no le dieron en casa. A los dieciocho años, con el carné de conducir recién estrenado, tuvo un accidente con el coche en el que envistió a otro coche y acabó dando varias vueltas de campana. Iba de cocaína hasta arriba. Fruto del miedo, huye del lugar del accidente, encontrándole la Guardia Civil pocas horas después. Fijaos cómo David reproduce, paso a paso, la vida de su padre, a pesar de todo lo que le criticó cuando era niño: malas compañías, drogas, violencia, accidentes, evitación, etc. ¿No os parece curioso? Una vez que entiendo los síntomas que trae David a consulta, comienzo a procesar los diferentes momentos traumáticos de su vida con EMDR. Después de varios meses, David integra y sana lo vivido en su infancia y adolescencia. Lo comprende y aprende a vivir con ello, sacándole todo el aprendizaje posible. David mejora bastante y adquiere mayor control en las exposiciones en la universidad y entre risas me llega a reconocer que «al final esto de exponer delante de los demás me va a gustar». El caso de David pone de relieve que el motivo por el que acudimos a consulta casi nunca tiene que ver con el verdadero motivo por el que nos encontramos mal y sufrimos.

Confundir desobediencia con trauma

Cuando un niño se comporta de manera desafiante, agresiva e impulsiva, los adultos solemos etiquetarle de «maleducado», «desobediente», «caprichoso» o simplemente «malo». Lo cierto es que algunos de estos niños han vivido o están viviendo situaciones traumáticas como maltrato, abuso sexual, castigos recurrentes o negligencia por parte de sus cuidadores. Dado que no es frecuente que vayamos a la raíz del problema, confundimos el trauma en la infancia con la mala educación. Es cierto que son niños complicados, que se muestran agresivos y desafiantes, difíciles de calmar y de acompañar, pero sus síntomas son el reflejo de lo que están viviendo. El problema es que los adultos estamos tan ensimismados en nuestro mundo adultocentrista como para comprender y hacernos cargo de los problemas que presentan nuestros niños y adolescentes. Los adultos pretendemos que los niños cambien de la noche a la mañana y encima sin que nosotros les aportemos lo que necesitan: seguridad, protección y cariño. La «gasolina» que mueve nuestra vida y nos hace sentir seguros es el amor. Si un niño no se siente seguro, protegido y querido, será muy difícil que cambie. Y este primer paso lo tiene que dar el adulto. Este amor del que estamos hablando debe ser incondicional, nada ni nadie debe ponerse entre medias. Si caemos en el error de condicionar nuestro cariño y amor, no iremos por el buen camino. Los niños, y más en concreto, los niños traumatizados, necesitan sentir el amor incondicional de los adultos que están llamados a protegerles, quererles y cuidarles. No hay otro camino. Si le doy amor y seguridad a mi hijo solo cuando se «porta bien», entonces habré entrado en el chantaje, que como ya vimos en el capítulo 9 es una forma de maltrato en la infancia. Estos enfoques disciplinarios, que son más frecuentes de lo que creemos, solo conducen a la destrucción, el sufrimiento y la desconexión entre padres e hijos, además de traumatizar a los más pequeños aumentando sus «problemas de conducta».

Ampliar las ventanas de tolerancia

El concepto de «ventana de tolerancia» lo acuñó Daniel Siegel en 1999. Se refiere a la capacidad que tiene una persona para sentirse segura o desprotegida en función del contexto y con las personas con las que esté. Así pues, las personas traumatizadas tienen ventanas de tolerancia estrechas, pues se sienten seguros en contadas ocasiones y, por el contrario, se sienten amenazadas y se muestran hiperactivadas y nerviosas en muchas ocasiones. Por otro lado, las personas resilientes gozan de grandes ventanas de tolerancia, pues, además de sentirse calmadas y seguras habitualmente, si salen de su zona de confort por ser una situación novedosa o estresante, cuentan con recursos y habilidades para enfrentarse a ella. Una persona traumatizada posee un umbral de tolerancia muy estrecho, motivo por el cual percibirá amenazas en casi cualquier sitio y reaccionarán poniendo en marcha la lucha o huida (hiperactivación) o la inmovilización (hipoactivación).

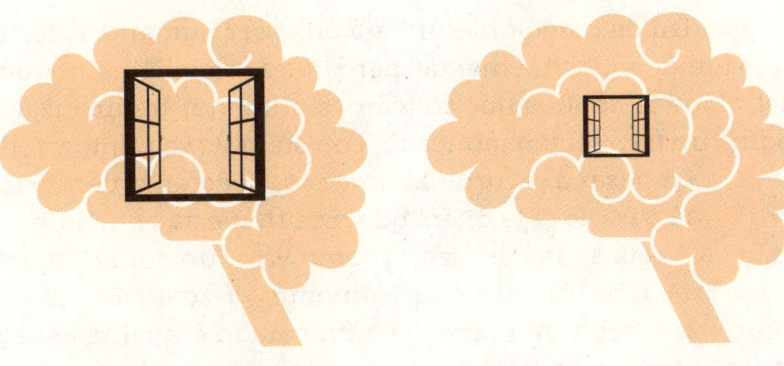

El objetivo será aumentar las ventanas de tolerancia de la persona traumatizada para que, poco a poco, se sienta mejor en situaciones donde antes quería huir o afloraban sus síntomas. Cuando una persona traumatizada sale de su ventana de tolerancia, suele disociarse para evitar el dolor y el sufrimiento. Es como si estuvieran secuestrados por sus amígdalas cerebrales, reaccionando ante las diferentes emociones que sienten y teniendo grandes dificultades para pensar y ser ejecutivos. Como veremos más adelante en este capítulo, gracias a la técnica de EMDR conseguimos reducir la hiperactivación de las amígdalas cerebrales y aumentamos las ventanas de tolerancia de la persona traumatizada, algo que fue un objetivo terapéutico en mi trabajo con David en consulta.

¿Sabías que... las personas con apego seguro gozan de una gran ventana de tolerancia y magníficos recursos para enfrentarse a los retos y posibles amenazas del día a día?

Dar voz al niño silenciado

La capacidad de curación es innata en el ser humano. Nuestra psique tiende a la salud mental, pero no es gratis. Tenemos que hacer algo los adultos que rodeamos al menor traumatizado. Imagina un tren recién fabricado, con su motor a punto y todo listo para empezar a recorrer kilómetros. Todo en orden, ¿verdad? ¿Y qué pasaría si te dijera que este tren está en medio del campo? No está sobre las vías... ¿cómo va a funcionar un tren que no está sobre las vías? Difícilmente, ¿verdad? Lo mismo le ocurre al cerebro humano. Está preparado e inclinado para sentirse mejor, pero los adultos debemos ofrecerle una serie de variables que cambien el contexto en el que se encuentra el niño: seguridad, cariño, estabilidad, ser predecibles, regularidad, etc. Sin estos cambios en la vida del menor, todo seguirá igual. Perpetuaremos el sufrimiento del niño.

Para sanar el trauma siempre hace falta una persona que pueda acompañarnos para integrar lo sucedido. Cuando mamá, papá, maestros y el resto de adultos importantes del niño no hemos sido capaces de ayudar significativamente al menor a pesar de haber dado todo lo que teníamos, posiblemente ha llegado el momento de pedir ayuda a un psicoterapeuta especializado en trauma y apego. El objetivo de la psicoterapia es dar voz a esa parte del niño que ha estado tantos meses o años silenciada. En algunos casos, décadas silenciada. Queremos que el menor integre lo que sucedió sin que le afecte de manera significativa en el presente. Si el menor estuvo o está disociado, hay que ayudarle a integrar el acontecimiento traumático. Yo no pretendo con mis pacientes que el acontecimiento traumático se olvide, algo que es imposible, por cierto; quiero que se integre y se almacene en su inmensa biblioteca de recuerdos, pero sin que le visiten los fantasmas del pasado. Ya hemos visto que lo más efectivo para que un acontecimiento desagradable no se convierta en traumático es hablar de ello, pensar en ello y soñar con ello. Estos tres pilares siempre ayudan a integrar el suceso, aunque no debemos obligar a nadie a hablar de algo de lo que no desea hablar. Lo que pretendemos es ayudar a los pacientes traumatizados a salir de su constante estado de lucha/huida y aumentar sus ventanas de tolerancia. Cuando David acude a consulta para poder enfrentarse a las exposiciones que tenía que hacer en la universidad, lo que él cree es que tiene una fobia social. No es hasta que nos sumergimos en las profundidades de su problemática cuando se da cuenta que su evitación es la huida de su trauma infantil. No quería volver a sentirse rechazado otra vez; su padre ya le rechazó en numerosas ocasiones y ahora quería evitar que sus compañeros de clase hicieran lo mismo con él. Por este motivo se sentía tan bien en un grupo ultra. Le dieron la protección y visibilidad que nunca tuvo en casa.

¡Recuerda!
Si el niño está disociado y desconectado, es que ha habido trauma.

Cambiando la pregunta: ¿qué le pasó a vuestro hijo?

Los profesionales de la salud estamos muy habituados a hacer siempre la misma pregunta cuando recibimos a unos padres que vienen angustiados a nuestra consulta: «¿Qué le pasa a vuestro hijo?». Siempre preguntamos por el motivo de consulta y tratamos de conocer los síntomas: hiperactividad, mal comportamiento, insomnio, ansiedad, agresividad, déficit en sus relaciones sociales, baja concentración en clase, etc. Sin embargo, nos olvidamos de lo más importante: la raíz o el verdadero motivo de esos síntomas. Es por ello por lo que propongo hacer esta otra pregunta que va directa a la raíz: «¿Qué le pasó a vuestro hijo?». La pregunta es ligeramente diferente a la primera, pero lo cambia todo. Pasamos de centrarnos en el momento presente y en preguntar por los síntomas a centrarnos en el pasado y en la raíz del problema que nos traen a consulta. Lo que le pasa al paciente ahora (motivo de consulta) está muy relacionado con lo que le pasó en su infancia (raíz del problema).

Imagina por un instante que vas en un barco gigante y tu vista se topa con un iceberg. La parte del iceberg que sale de la superficie es la que tú y todas las personas que vais en el barco podéis ver. La punta del iceberg es el equivalente a los síntomas. Todo el mundo que se detenga durante unos instantes a observar a este niño puede describir sus síntomas. El problema es que la punta del iceberg es solo un diez por ciento del total del iceberg, además de no ser una parte representativa del mismo. Lo que se esconde en las profundidades del agua es lo que casi nadie ve ni presta atención: necesidades, emociones, instintos, conflictos, deseos, abusos, negligencias y, cómo no, traumas. El objetivo es comprender el iceberg en su inmensidad. No es justo que solo nos centremos en lo que se ve, en la punta, porque no es representativa del iceberg. Tampoco quiero que nos centremos solo en lo que no se ve, sino que el ejercicio consiste en conocer y comprender tanto la punta como el resto del iceberg. Sería como juntar ambas partes para comprender al menor en su contexto, entendiendo los síntomas como consecuencia de lo que no se ve.

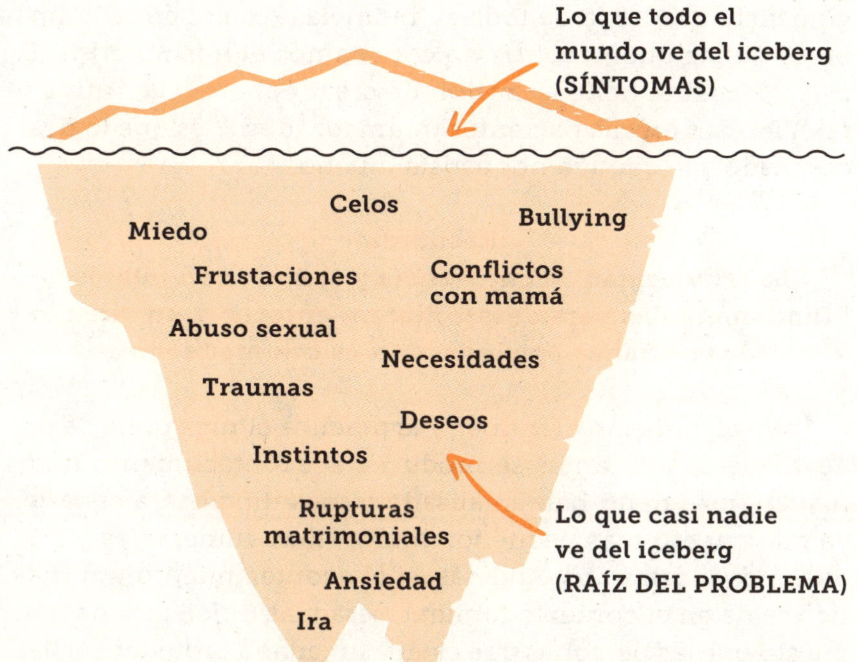

¿Cómo vincularse con un niño traumatizado en consulta?

Los menores traumatizados necesitan que los psicoterapeutas nos mostremos lo más predecibles posible. Si ante el caos cerebral y vital que tienen se topan con un psicoterapeuta desorganizado e irregular, estaremos perpetuando el problema y la amenaza que sienten. Por este motivo, siempre que imparto una formación a profesionales de la salud insisto en la importancia de atender al paciente traumatizado a la hora que fue citado. Si mi paciente tiene consulta conmigo todos los miércoles a las 10:00 horas es imprescindible que a dicha hora sea atendido. Además de cumplir con el principio de predictibilidad que comentábamos antes, cada minuto que el paciente pasa en sala de espera sin ser atendido por su psicoterapeuta, aumenta su sensación de no ser visto y su miedo a ser abandonado. No podemos olvidar que, muy probablemente, el paciente traumatizado se haya sentido abandonado y no visto a lo largo de toda su infancia. Resulta por ello imprescindible que nosotros no cometamos el mismo error. El psicoterapeuta tiene la misión de crear coherencia, rutina y familiaridad en sus pacientes traumatizados. Y es que lo desconocido y lo caótico nos asusta mucho.

¡Recuerda!
La regularidad, la constancia y el amor son pilares fundamentales para desarrollar un entorno y un vínculo de confianza con los menores traumatizados.

La investigación científica y la práctica clínica pone de relieve que cuanto antes se produzca el acontecimiento traumático, más daño habrá causado y más difícil será sanarlo, ya que cuanto más pequeños somos, más vulnerables y frágiles nos mostramos. Además, si el acontecimiento traumático se da en el contexto familiar, será más difícil la sanación puesto que las personas que están llamadas a proteger son las mimas que abusan, maltratan y humillan al menor. Quizás, uno de los primeros pasos que tenemos que dar los psicoterapeutas es ayudar al paciente, sea menor o adulto, a poner nombre a aquello que sienten. Reconocer las emociones que sintieron ante el acontecimiento traumático o que sienten en su día a día es importante para dar luz a esa parte afectiva. Es por ello por lo que desarrollé un juego de cartas muy sencillo para ayudar a mis pacientes, tanto niños y adolescentes como adultos, a identificar las doce emociones que considero básicas. El juego se llama *Emovere* (Libros Cúpula, 2023).

Es una manera divertida y sencilla de alfabetizar las emociones de los más pequeños y no tan pequeños. En ocasiones, propongo a mis pacientes traumatizados que escriban una carta a sí mismos expresando cómo se sienten ante el hecho traumático. Además de crear una narrativa, todo tipo de expresión alivia a la persona traumatizada.

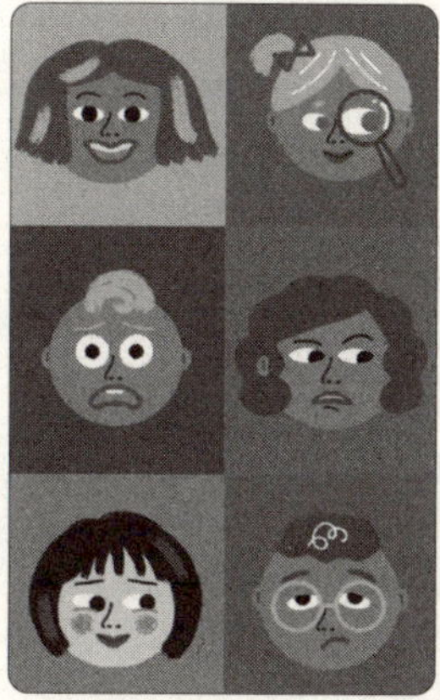
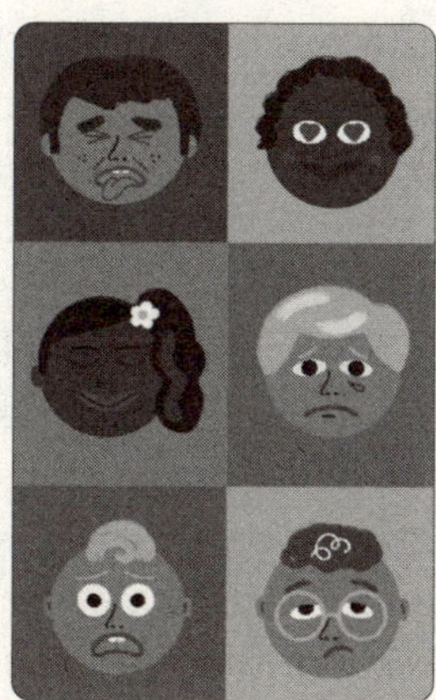
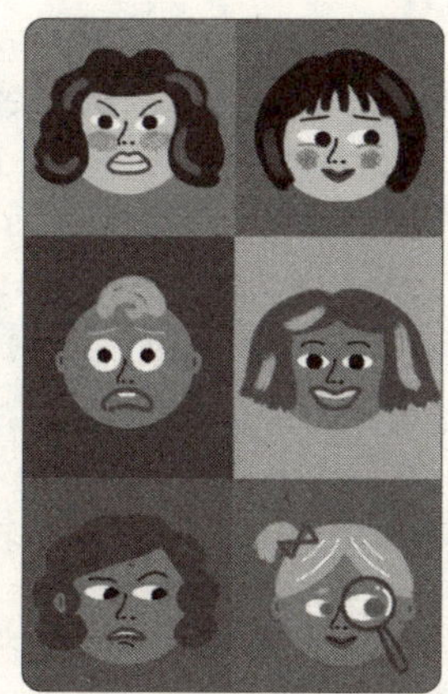

¿Sabías que... el sentido de pertenencia de un menor y el estar vinculado a sus padres son aspectos más importantes que su equilibrio y su salud mental?

Terapia EMDR

Corría el año 1987 cuando Francine Shapiro salió a dar una vuelta por un parque mientras pensaba en una situación que le angustiaba mucho. Al cabo de unos minutos, se dio cuenta de que su nivel de ansiedad se había visto reducido considerablemente. Trató de pensar qué había hecho en ese trayecto por el parque: mover los ojos de un lado a otro mientras miraba ensimismada las hojas del suelo. Decidida, comenzó a estudiar si era cierto que los movimientos de los ojos reducían la ansiedad. Shapiro estuvo años investigando este método fortuito y comprobó que era efectivo. Así nació la técnica de EMDR *(Eye Movement Desensitization and Reprocessing)* cuyas siglas en inglés significan Desensibilización y Reprocesamiento mediante Movimientos Oculares (DRMO). Gracias a EMDR, el psicoterapeuta puede disminuir el miedo, la rabia o la tristeza del paciente, además de poder acceder más fácilmente a los recuerdos del suceso traumático. De esta manera, esta técnica nos permite a los psicoterapeutas integrar el acontecimiento traumático en el cerebro del paciente. EMDR ayuda de manera significativa a sanar el trauma.

En sofisticados escáneres cerebrales se ha visto que la técnica de EMDR activa y potencia la corteza prefrontal de los pacientes con los que se trabaja, lo que implica que hay una mayor consciencia del acontecimiento y una mayor sensación de control sobre sus vidas. Además, consigue una disminución significativa de las amígdalas cerebrales. También

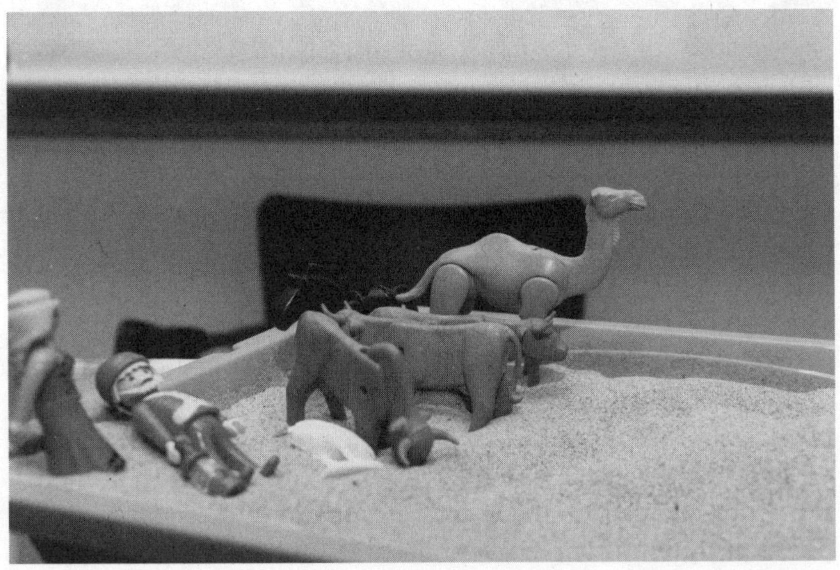

se ha comprobado que EMDR obtiene mejores resultados que fármacos como Prozac®. Como ya hemos visto a lo largo del libro, los pacientes con trastorno del estrés postraumático (TEPT) reviven muy a menudo el acontecimiento traumático en sus vidas. Es como si el recuerdo permaneciera atascado y sin digerir. EMDR ayuda a integrar y almacenar el recuerdo, las sensaciones y los afectos en el pasado sin que interfiera de manera recurrente en el momento presente. Después de trabajar en varias sesiones con EMDR, el paciente tiene la sensación de haber almacenado el recuerdo en el pasado y su intensidad emocional se ve significativamente reducida.

¡Recuerda!
Cuando el paciente procesa el acontecimiento traumático, se incrementa su frecuencia cardiaca, su presión arterial y se liberan hormonas del estrés como la adrenalina y el cortisol.

Los fármacos ayudan, pero no solucionan

En mi trabajo como psicólogo no puedo medicar, pero suelo comentar que la medicación debe ser algo puntual siempre y cuando ayude al paciente. La medicación nunca es la solución. Si el fármaco se entiende como el único tratamiento y la solución, más bien cronificarán el problema. Estoy convencido de que la medicación que recetan mis colegas los médicos puede ayudar, pero nunca es la solución a los problemas de salud mental, hablemos de trauma o de otras problemáticas y trastornos.

Imagina la siguiente situación que te propongo. Estás dando una vuelta por el campo con tu marido, tu mujer o con un amigo. A lo lejos veis humo. Os preguntáis: ¿de dónde viene? ¿Qué habrá pasado? En ese momento decidís activar unos ventiladores gigantes que lo que consiguen es disipar el humo que estáis viendo. Una vez que el humo ha desaparecido gracias a los ventiladores, decidís seguir el paseo hablando de vuestras cosas. Y hacemos «como si» no pasara nada. En realidad, algo está pasando allá a lo lejos, pero los ventiladores han disipado lo que nos alerta (el humo). Quitamos del medio el humo, lo que nos molesta, pero no atendemos el incendio que hay bajo ese humo. En muchas ocasiones, la medicación lo que hace es disipar los síntomas que presenta la persona. Elimina los síntomas y nos hace creer que el problema ya se ha solucionado. Recordemos la importancia de unir la punta del iceberg con el resto del iceberg. Queremos comprender y conocer el iceberg entero, no solo la punta. Por lo tanto, la medicación puede ser de gran ayuda, pero nunca cura ni sana el trauma, para eso hay que ir a la raíz. La medicación puede ser un gran complemento, pero nunca es suficiente por sí sola.

Desde hace bastantes décadas, la comunidad científica cree a pies juntillas que determinados trastornos mentales, como por ejemplo la depresión, están causados por unos desequilibrios químicos en el cerebro. Si mi depresión está provocada por unos neurotransmisores cerebrales, la «solución» a mi depresión será que me receten fármacos para que reestablezcan y nivelen el desequilibrio químico. Si tengo depresión, fármacos antidepresivos; si tengo ansiedad, fármacos ansiolíticos; si tengo psicosis, fármacos antipsicóticos, y así sucesivamente. Repito, no estoy en contra de la medicación, pero los fármacos siempre deben ser algo que sume y nunca la solución. Bajo mi punto de vista, la psicoterapia del paciente con determinado trastorno o dificultad es básica. El problema está en que los fármacos anulen la psicoterapia, eliminando de forma rápida sus síntomas, pero no tratando la verdadera raíz del problema. Activa los grandes ventiladores para disipar lo que nos incomoda (síntomas), pero no solucionan el problema de verdad (trauma, depresión, anorexia nerviosa, trastorno obsesivo compulsivo, etc.). El lector interesado en profundizar en esta hipótesis alternativa a la teoría de los desequilibrios químicos puede leer el interesante libro de Johan Hari titulado *Conexiones perdidas*. Si los antidepresivos, como comenta Johan Hari, fueran tan eficaces como se dice, la depresión no impactaría en tantísima gente en nuestra sociedad. Sería un problema sencillo que se resolvería fácilmente con un antidepresivo. Desgraciadamente, esto no es así.

¿Sabías que... el número de personas que han sido diagnosticadas de depresión en las dos últimas décadas se ha triplicado y que un 10 por ciento de ellas en Estados Unidos toma antidepresivos?

En conclusión, los fármacos pueden ayudar a la persona traumatizada, aunque nunca van a curar su trauma. Lo que hace el fármaco francamente bien es amortiguar o disminuir los síntomas de sus traumas, pero nunca sana ni enseña a la persona afectada a regularse emocionalmente ni a tener el control de su vida.

¡Recuerda!
Los fármacos en los casos de pacientes traumatizados mejoran sus síntomas, pero solo durante el tiempo que los toman.

IDEAS CLAVE

- En ocasiones, el síntoma que presenta el menor es malinterpretado por el adulto como un niño caprichoso o maleducado, impidiendo conocer el verdadero motivo que se enconde detrás de ese síntoma.

- El único camino para que nuestros hijos se desarrollen de manera saludable es aportándoles amor incondicional.

- La falta de empatía y comprensión por parte del adulto hará que los problemas de conducta de los menores aumenten.

- Las personas traumatizadas tienen ventanas de tolerancia muy estrechas, lo que hace que perciban amenaza y riesgo en muchas situaciones.

- En cambio, las personas con una buena salud mental y resilientes disponen de amplias ventanas de tolerancia, lo que hace que su adaptación y satisfacción sea más alta.

- El objetivo de la psicoterapia es ayudar a los pacientes traumatizados a salir de su constante estado de lucha/huida y aumentar sus ventanas de tolerancia.

- Si un niño está disociado, es más que probable que haya habido trauma.

- Es recomendable que los profesionales de la salud preguntemos «¿qué le pasó a vuestro hijo?» en vez de «¿qué le pasa a vuestro hijo?» para poder comprender la verdadera raíz del problema.

- Tan importante en la comprensión del problema es la punta del iceberg (síntomas) como aquello que no se ve tan fácilmente del iceberg (raíz del problema).

- Los niños traumatizados necesitan que los adultos seamos lo más predecibles y regulares posible.

- EMDR es una técnica psicoterapéutica que nos ayuda a los profesionales de la salud a disminuir la activación de las amígdalas cerebrales y nos permite procesar el trauma.

- Los fármacos son un complemento estupendo para ayudar a los pacientes que lo necesiten, pero nunca es la solución.

Epílogo

Nos sentimos mejor con la certeza de la desgracia que con la desgracia de la incertidumbre.
VIRGINIA SATIR

La gente no quiere hablar de trauma ni de los aspectos negativos de la vida. Más bien, nos centramos en aquello que nos ilusiona y nos hace felices. El caso es que no siempre la vida nos sonríe. Pasamos por etapas difíciles porque las cosas no siempre salen como nos gustaría, porque nos frustramos o porque estamos estresados en el trabajo o desanimados en casa. No es fácil ser consciente de los traumas que tenemos y, mucho menos, hacernos responsables de ellos. Todos los casos prácticos que he desarrollado a lo largo de este libro se han basado en pacientes que he tenido en consulta. Además, he tenido el honor de haber sido de las pocas personas a las que le han contado el abuso sexual que sufrieron, el abandono emocional al que fueron sometidos o cómo vivieron la muerte de un ser querido. Me considero un privilegiado por haber tenido la suerte de que confiaran en mí para, con meses o años de psicoterapia, poder enfrentarse a la vida con ilusión y decisión, pero integrando su trauma. Muchos de sus familiares y amigos íntimos les decían ante el sufrimiento «no le des más vueltas», «hay que mirar hacia adelante» o «así son las cosas». Con buenas intenciones eran cómplices de la ley del silencio y de continuar la vida como si nada hubiera ocurrido, pero, como ya hemos visto a lo largo del libro, el trauma necesita que se le mire a los ojos y se cuente con él para poder integrarlo.

Es probable que a lo largo de la lectura de este libro hayas tenido que detenerte para reflexionar y pensar. Seguro que has sentido angustia y, por supuesto, culpa. Es normal. Eres una persona sensible e implicada, de lo contrario nunca hubieras leído un libro sobre esta temática. Lo importante es que perteneces a lo que llamo la «generación bisagra». Es probable que, a lo largo de tu infancia y tu adolescencia, tanto familiares como maestros no le dieran importancia a las emociones, el cuerpo y, por supuesto, los traumas que viviste en tu familia, tu colegio, con tus amigos o en la calle. Ahora, tanto tú y yo como otras muchas personas que pertenecen a la generación bisagra tenemos la gran suerte, y también la gran responsabilidad, de empezar a nombrar las emociones, hablar de angustias, miedos y tristezas. En definitiva, somos los responsables, una vez que tenemos toda la información que has leído en este libro, de ayudar a nuestros hijos y alumnos a ir generando un vocabulario emocional, además de propiciar contextos de conexión y comunicación emocional. Tenemos mucho que cambiar, muchos kilómetros que recorrer y tú eres fundamental en este cambio. Y es que como dijo el tío de Spiderman: «Un gran poder conlleva una gran responsabilidad».

Reconocer el trauma y hacerte responsable de él no es fácil, requiere de grandes dosis de valentía y consciencia. Nos da mucho miedo abrir la caja de Pandora de nuestra infancia, pues cualquier cosa puede salir de ahí. A veces, como en la frase de Virginia Satir de este capítulo, preferimos lo malo conocido que lo bueno por conocer. Lo cierto es que sanar el trauma y dejar atrás el sufrimiento perpetuo implica pasar irremediablemente por mirar de frente a nuestros miedos, angustias y momentos de rabia ante los abusos, maltratos, sometimientos y traumas infantiles. No siempre es fácil hacerlo solo. En ocasiones necesitamos de alguien que nos acompañe en este largo y angustioso camino. Reencontrarse con lo vivido en la infancia o la adolescencia no es tarea sencilla. Por este motivo, acudir a un psicoterapeuta puede ser de gran ayuda. Yo lo hice. Pedir ayuda profesional es una de las cosas de las que más orgulloso me siento. Ir al psicólogo es algo que siempre ha estado mal visto. «Al psicólogo solo van los locos», se decía hasta hace no mucho (alguno lo sigue diciendo, sí). Sin embargo, en mi opinión, los que vamos a psicoterapia no estamos locos, más bien somos los más valientes por afrontar nuestros problemas, traumas y conflictos con responsabilidad. Lo hacemos por nosotros, sí, pero también por la gente que nos rodea, especialmente por nuestros hijos y parejas. Por este motivo, si no puedes solucionarlo tú mismo o no sabes cómo empezar, te animo a que consultes con un psicoterapeuta experto en trauma y apego. Como hemos visto a lo largo del libro, EMDR es una verdadera maravilla para reprocesar el acontecimiento traumático, tanto con menores como con adultos.

Existe una gran necesidad (y urgencia) de visibilizar el trauma en la infancia y la adolescencia en los sistemas de clasificación y diagnóstico de trastornos mentales. Aquello que no se nombra, no existe. Me gustaría compartiros una anécdota que me ocurrió cuando estaba en mi primer curso de la licenciatura de Psicología. La facultad ofrecía sesiones de psicoterapia a los alumnos de la carrera a un precio bastante asequible, así que allí que me apunté. La terapeuta estuvo evaluando cómo me desenvolvía en los diferentes ámbitos de mi vida. Pasadas un par de sesiones o tres llegó el momento de darme un diagnóstico. Estaba bastante nervioso por saber a qué conclusiones habría llegado la psicóloga. Me dijo que yo tenía «fobia social». He de reconocer que, en ese momento de mi vida, el diagnóstico encajó perfectamente. Apenas sabía nada sobre apego y trauma, no solo porque estaba en primer curso, sino porque al finalizar la carrera tampoco supe mucho más. En definitiva, estaba diagnosticando (y tratando) a un universitario que había vivido buena parte de su infancia y adolescencia disociado y traumatizado con una fobia social. No vieron trauma ni en pintura.

A mí me ha costado muchos años darme cuenta de que lo que me pasaba no era más que las consecuencias de una infancia traumática con mucho vacío, tristeza y soledad. Dice Oprah Winfrey, quien fue maltratada y violada en varias ocasiones por familiares, «me reconcilié con mi madre cuando dejé de compararla con la madre que hubiera deseado tener». A mí me pasará algo parecido con mi infancia cuando termine mi proceso psicoterapéutico en el que estoy inmerso: «Me reconciliaré con mi infancia cuando sea capaz de conectar con la tristeza, la rabia, el vacío y el miedo de mi niño interior». Solo en ese momento, cuando haya colocado cada cosa en su sitio, podré realizar el duelo por la infancia que quise, pero que no tuve. Quiero darte las gracias por leerme y conectar con todos los casos de trauma de mis pacientes. Gracias por tu comprensión y paciencia. Estoy seguro de que a más de uno no le sobrará que le dé ánimos para poder enfrentarse a sus miedos, fantasmas y traumas en el momento en el que sienta que lo debe o puede hacer. No tiene por qué ser ahora. Será cuando estés preparado para enfrentarte a ello. Ánimo.

Bibliografía

Aznárez, B. *Psicoterapia breve con niños y adolescentes. El arte de entender, manejar, disfrutar y transformar la relación padres-hijos en terapia*, Editorial Sentir, Pozuelo de Alarcón, Madrid, 2020.

Aznárez, B. *El trauma psíquico es de todos. Rompe el silencio*, 2021.

Bowlby, J. *El apego: el apego y la pérdida*. Editorial Paidós, Barcelona, 1993.

Barroso, O. y Guerrero, R. *Cuentos para el desarrollo emocional desde la teoría del apego*, Editorial Sentir, Pozuelo de Alarcón, Madrid, 2019.

Cazurro, B. *Los niños que fuimos, los padres que somos. Cómo acercarnos a nuestra infancia para conectar mejor*, Editorial Planeta, Barcelona, 2022.

Ezquerro, A. *Apego y desarrollo a lo largo de la vida. El poder del apego grupal*, Editorial Sentir, Pozuelo de Alarcón, Madrid, 2023.

González, M. *Crianza asertiva. Cómo construir un apego seguro y cuidar de la salud mental infantil*, Editorial Sentir, Pozuelo de Alarcón, Madrid, (2023).

Guerrero, R. *El cerebro infantil y adolescente. Claves y secretos de la Neuroeducación*, Editorial Libros Cúpula, Barcelona, 2021.

Guerrero, R. *Educación emocional y apego. Pautas prácticas para gestionar las emociones en casa y en el aula*, Editorial Libros Cúpula, Barcelona, 2023.

Guerrero, R. *Menudas rabietas. Cómo gestionar los problemas de conducta de manera respetuosa*, Editorial Libros Cúpula, Barcelona, 2023.

Hari, J. *Conexiones perdidas. Causas reales y soluciones inesperadas para la depresión*, Editorial Capitán Swing, Madrid, 2020.

Hernández Pacheco, M. *Apego y psicopatología: la ansiedad y su origen. Conceptualización y tratamiento de las patologías relacionadas con la ansiedad desde una perspectiva integradora*, Editorial Desclee de Brouwer, Bilbao, 2017.

Holmes, J. *Teoría del apego y psicoterapia. En busca de la base segura*, Editorial Desclée de Brouwer, Bilbao, 2009.

Levine, P. A. *Sanar el trauma. Un programa pionero para restaurar la sabiduría de tu cuerpo*, Gaia ediciones, Madrid, 2021.

Millás, J. J. y Arsuaga, J. L. *La vida contada por un sapiens a un neandertal*, Editorial Alfaguara, Madrid, 2020.

Miller, A. *El cuerpo nunca miente*, Editorial Tusquets, Barcelona, 2020.

Montagu, A. (2016). *El tacto. La importancia de la piel en las relaciones humanas*, Ediciones Paidós.

Perry, B. y Szalavitz, M. *El chico a quien criaron como perro. Y otras historias del cuaderno de un psiquiatra infantil*, Editorial Capitán Swing, Madrid, 2020.

Perry, B. y Winfrey, O. *¿Qué te pasó? Trauma, resiliencia y curación*, Editorial Zenith, Barcelona, (2023).

Pitillas, C. *El daño que se hereda. Comprender y abordar la transmisión intergeneracional del trauma*, Editorial Desclee de Brouwer, Bilbao, 2021.

Rojas Estapé, M. *Cómo hacer que te pasen cosas buenas, Entiende tu cerebro, gestiona tus emociones, mejora tu vida.* Editorial Planeta, Barcelona, 2018.

Rojas Estapé, M. *Encuentra a tu persona vitamina.* Editorial Planeta, Barcelona, 2021.

Rygaard, N. P. *El niño abandonado. Guía para el tratamiento de los trastornos del apego*, Editorial Gedisa, Barcelona, 2012.

Siegel, D. y Payne Bryson, T. *El poder de la presencia. Cómo la presencia de los padres moldea el cerebro de los hijos y configura las personas que llegarán a ser*, Editorial Alba, Barcelona, 2020.

Talarn, A., Sáinz, F. y Rigat, A. *Relaciones, vivencias y psicopatología. Las bases relacionales del sufrimiento mental excesivo*, Editorial Herder, Barcelona, 2014.

Van der Kolk, B. *El cuerpo lleva la cuenta. Cerebro, mente y cuerpo en la superación del trauma*, Editorial Eleftheria, Barcelona, 2020.